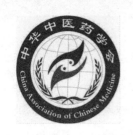

团 体 标 准

T/CACM 1066.1—1066.6—2018

中医治未病标准化工作指南

U0272988

2018-09-17 发布

2018-11-15 实施

中华中医药学会 发布

图书在版编目(CIP)数据

中医治未病标准化工作指南/中华中医药学会编.—北京：中国中医药出版社，2019.1
ISBN 978 - 7 - 5132 - 5067 - 2

Ⅰ.①中…　Ⅱ.①中…　Ⅲ.①中医学—预防医学—标准化—工作—指南　Ⅳ.①R211 - 65

中国版本图书馆 CIP 数据核字（2018）第 137434 号

中华中医药学会
中医治未病标准化工作指南
T/CACM 1066.1—1066.6—2018

*

中 国 中 医 药 出 版 社 出 版
北京市朝阳区北三环东路 28 号易亨大厦 16 层
邮政编码 100013
网址 www.cptcm.com
传真 010 64405750
三河市同力彩印有限公司印刷
各地新华书店经销

*

开本 880×1230　1/16　印张 5.5　字数 155 千字
2019 年 1 月第 1 版　2019 年 1 月第 1 次印刷

*

书号 978 - 7 - 5132 - 5067 - 2　定价 75.00 元

*

如有质量问题请与本社出版部调换
版权专有　侵权必究
社长热线 010 64405720
读者服务部电话 010 64065415 84042153
书店网址 csln.net/qksd/

目　录

ICS 11.120；11
C 00

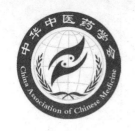

团　体　标　准

T/CACM 1066.1—2018

中医治未病标准化工作指南
第1部分：总则

Guidelines for standardization of treating *weibing* in Chinese medicine

Part 1：General rules

2018-09-17 发布
2018-11-15 实施

中华中医药学会 发布

前　言

本指南按照 GB/T 1.1—2009 给出的规则起草。

T/CACM 1066《中医治未病标准化工作指南》分为六个部分：

——第 1 部分：总则；

——第 2 部分：标准体系；

——第 3 部分：编制通则；

——第 4 部分：编写要求；

——第 5 部分：指南实施与一致性测试；

——第 6 部分：指南评价。

本部分为 T/CACM 1066 的第 1 部分。

本部分由中华中医药学会提出并归口。

本部分主要起草单位：广东省中医院、广州中医药大学第二附属医院。

本部分参与起草单位：湖北中医药大学、天津中医药大学针灸推拿学院、首都医科大学附属北京中医医院、上海市"治未病"发展研究中心、福建中医药大学附属人民医院。

本部分主要起草人：李慧、卢传坚、洪净、毛树松、谢秀丽、郭义、徐雯洁、朱吉、邱磷安、方芳。

引　言

　　2014 年国家中医药管理局开展"治未病"标准化建设工作，通过项目实施，研究制定一批针对不同健康状态人群的中医健康体检和健康干预方案或指南（服务包）、中医保健技术操作规范等标准，为治未病服务机构提供技术指导和支撑，规范服务行为和服务流程，确保服务质量和安全性，提高治未病干预效果和水平，更好地发展治未病健康工程的作用，从而为人民的健康服务。中医治未病标准化工作的开展就是规划标准、制定标准、实施标准、评价标准的过程，中医治未病标准是规范中医治未病服务行为，保障服务质量的有力工具，是中医治未病标准化工作得以开展的基础。

　　本指南是中医治未病标准化工作指南总体原则，明确了开展中医治未病标准化工作的任务及内容、标准的类型及评价等，有利于其标准化工作的顺利开展。

中医治未病标准化工作指南　第1部分：总则

1　范围

本部分规定了中医药治未病标准化工作的任务和内容，标准类型、内容以及标准评价。

本部分适用于所有中医药治未病服务机构，用于指导其开展中医治未病标准化工作。

2　规范性引用文件

下列文件对于本文件的应用是必不可少的。凡是注日期的引用文件，仅注日期的版本适用于本文件。凡是不注日期的引用文件，其最新版本（包括所有的修改单）适用于本文件。

GB/T 20000.1 标准化工作指南 第1部分：标准化和相关活动的通用术语

T/CACM 1067—2018 中医治未病术语

3　术语和定义

下列术语和定义适用于本文件。

3.1

标准化 Standardization

为了在一定范围人获得最佳的秩序，对现实问题或潜在问题制定共同使用和重复使用的条款的活动。

[GB/T 20000.1—2001，定义2.1.1]

3.2

治未病 Prevention of disease

未病先防，既病防变，瘥后防复，保护健康的健康医学理念。

3.3

中医治未病实践指南 Clinic practice guideline of prevention of disease in traditional Chinese medicine

针对特定的中医治未病的实践主题，经系统研究后制定发布，用于帮助使用者做出恰当决定的指导性意见。

3.4

中医治未病技术操作规范 Chinese medicine technical operation standard of prevention of disease in traditional Chinese medicine

在中医治未病理论指导下产生的，用于指导开展养生、亚健康保健和疾病预防保健技术操作的指导性文件，包括检查、判别、干预的各种操作方法、技能，以及相应的器械和设备规格等。

4　指导原则

4.1　促进健康服务行业有序发展，提高中医药服务能力。

4.2　符合中医药治未病特点与规律。

4.3　提高服务质量，规范服务行为，满足患者或医疗服务需要。

4.4　保障服务质量与安全。

4.5　全面协调开展工作与持续改进。

5　任务和内容

5.1　任务

5.1.1　贯彻执行相关法律、法规和方针政策。

5.1.2　明确中医药治未病标准化工作要求。

5.1.3 建立和完善中医药治未病标准体系和支撑体系。

5.1.4 建立中医治未病标准编制通则及要求。

5.1.5 参与国际、国内健康服务标准化活动，采用国际标准和国外先进标准。

5.1.6 实施国家标准、行业标准、地方标准和本组织（单位）标准。

5.1.7 对标准的实施进行监督和评价。

5.2 内容

5.2.1 建立和完善标准体系。

5.2.2 标准编制通则及要求。

5.2.3 标准实施与一致性测试。

5.2.4 技术标准（指南）的评价与改进。

6 中医治未病标准的类型及基本内容

6.1 中医治未病通用基础标准

即在中医治未病服务业组织内被普遍使用，具有广泛指导意义的标准。包括术语与缩略语标准、量值与测量标准、分类与代码标准、评价改进与共性方法标准以及其他通用的起通用性、基础性作用的标准。

6.2 中医治未病保障标准

即为支撑中医治未病服务的有效提供而制定的标准。包括环境与卫生标准、安全与应急标准、信息标准、设施设备与用品标准、管理标准等。

6.3 中医治未病提供标准

即为满足服务对象治未病的需要，规范服务供方与服务对象之间直接或间接接触活动过程的标准。包括健康状态判定标准、养生保健指南、亚健康预防保健指南、疾病预防保健指南、技术操作规范及其他面向服务对象直接提供技术、产品和服务的标准。

7 中医治未病标准的编制程序

7.1 编制原则

在编写相关标准的指导下，结合中医治未病行业特点，形成中医治未病标准编制程序和对工作内容的相关规定。

7.2 编制过程

7.2.1 预阶段

提出新的项目建议，进行前期研究及必要性论证，并提出标准草案。

7.2.2 立项阶段

确定标准制修订计划并正式立项。

7.2.3 起草阶段

成立工作组，并由工作组研究、起草、完成讨论稿。

7.2.4 征求意见阶段

向学会专家指导组及相关专家征求意见。

7.2.5 审查阶段

对送审稿进行审查，提出审查意见和结论。

7.2.6 批准阶段

国家中医药管理局政策法规与监督司对报批稿进行审核。

7.2.7 出版阶段

对中医治未病标准进行编辑性修改，并正式出版。

7.2.8 复审阶段

对贯彻实施达 5 年的标准或实施虽未达 5 年但已发现不能适应需要的标准，开展复审工作，做出复审结论。

7.2.9 废止阶段

对于经复审确定为无存在必要的标准，国家中医药管理局标准化管理部门发布废止公告。

8 中医治未病标准的编写要求

8.1 在相关标准的指导下，结合中医治未病行业特点，明确中医治未病不同类型标准编撰的结构组成、内容及编写要求。标准的编写应符合 GB/T1.1 的规定。

8.2 应根据不同的健康状态，识别其判定及干预过程，以及每个过程所需要提供的不同内容。标准应结构合理、层次分明、内容具体、具有可操作性。文字表达应准确、严谨、简明、易懂，术语、符号、代号应统一。

8.3 根据标准各要素的性质划分为规范性要素、资料性要素；根据要素的必备或者可选状态又划分为必备要素、可选要素；根据要素的内容状态分为技术要素、基本信息要素。

8.4 中医治未病实践指南由前言、引言、标准名称、范围、规范性引用文件、术语和定义、健康状态判定（中医体质判定、亚健康判定、疾病诊断）、中医辨证、干预（干预原则及方法、方药/技术操作方法）、附录、参考文献等内容组成。

8.5 中医治未病操作规范由前言、引言、标准名称、范围、规范性引用文件、术语和定义、适应证、禁忌证、技术操作方法（器械准备、详细操作步骤、疗程、关键技术环节、注意事项、可能的意外情况及处理方案）、附录、参考文献等内容组成。

9 中医治未病实践指南的实施

9.1 实施是对标准化对象做出调整和规范的过程。中医治未病实践指南的实施以系统性、有效性、持续性为原则。实施方法分为过程法、分类法、要素法，实施过程由计划、准备（组织、人员、物质、技术）、实施等程序组成。

9.2 对实施进行监测，评价实施主体的行为或结果是否与指南的要求相一致、一致性达到什么程度。通过观察、查看实施记录和报告、询问实施主体对指南的熟悉程度、实施过程再现等方法进行一致性测试。

10 中医治未病实践指南的评价

形成一套中医治未病实践指南的评价方法，明确评价的术语和定义、评价基本原则与程序、评价内容与要求以及评价方法。评价的内容包括：

10.1 技术评价

对中医治未病实践指南中的主要技术内容（诊断、干预等）进行安全性、有效性及技术水平的评价。

10.2 适用性评价

评价指南的技术水平适用性、协调配套性、结构和内容。

10.3 卫生经济学评价

对指南中采用的技术方案和指南的推广应用所产生的作用进行卫生经济学评价。

10.4 社会与伦理学评价

包括合规性评价及伦理学评价，即对标准符合社会公共利益的情况进行合规性评价，对指南涉及人体的健康状态判定、干预，进行符合医学伦理原则评价。

ICS 11.120；11
C 00

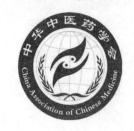

团 体 标 准

T/CACM 1066.2—2018

中医治未病标准化工作指南
第 2 部分：标准体系

Guidelines for standardization of treating *weibing* in Chinese medicine

Part 2：Standard system

2018-09-17 发布   2018-11-15 实施

中 华 中 医 药 学 会 发布

前　言

本指南按照 GB/T 1.1—2009 给出的规则起草。

T/CACM 1066《中医治未病标准化工作指南》分为六个部分：

——第 1 部分：总则；

——第 2 部分：标准体系；

——第 3 部分：编制通则；

——第 4 部分：编写要求；

——第 5 部分：指南实施与一致性测试；

——第 6 部分：指南评价。

本部分为 T/CACM 1066 的第 2 部分。

本部分由中华中医药学会提出并归口。

本部分负责起草单位：广东省中医院、广州中医药大学第二附属医院。

本部分参与起草单位：湖北中医药大学、天津中医药大学针灸推拿学院、首都医科大学附属北京中医医院、上海市"治未病"发展研究中心、福建中医药大学附属人民医院。

本部分主要起草人：卢传坚、洪净、毛树松、谢秀丽、郭义、徐雯洁、朱吉、邱遴安、方芳。

引　言

　　本指南的编制遵循了 GB/T 13016《标准体系表编制原则和要求》、GB/T 30226—2013《服务业标准体系编写指南》。

　　本指南是指导中医治未病标准化计划和开展中医治未病标准化工作的指导性技术文件；是本行业从业人员、管理人员和标准化专业人员必要的标准情报。本指南为建立与我国治未病相适应的标准体系，加强中医治未病服务的规划、计划和管理工作提供了科学依据，并将促进中医治未病标准化工作范围内的标准组成达到科学合理。

中医治未病标准化工作指南 第2部分：标准体系

1 范围

本部分规定了中医治未病标准体系的结构、层次、标准类目及编码规则。

本部分适用于中医治未病标准体系的建立与管理。

2 规范性引用文件

下列文件对于本文件的应用是必不可少的。凡是注日期的引用文件，仅所注日期的版本适用于本文件。凡是不注日期的引用文件，其最新版本（包括所有的修改单）适用于本文件。

GB/T 1 标准化工作导则

GB/T 13016 标准体系表编制原则和要求

GB/T 13017 标准化工作指南

GB/T 20348—2006 中医基础理论术语

GB/T 24421.2—2009 服务业组织标准化工作指南 第2部分：标准体系

3 术语和定义

下列术语和定义适用于本文件。

3.1

标准 Standard

为了在一定范围内获得最佳秩序，经协商一致制定并由公认机构批准，共同使用的和重复使用的一种规范性文件。

［GB/T 20000.1—2002，定义2.3.2］

3.2

体系（系统）System

相互关联或相互作用的一组要素。

［GB/T 19000—2008，定义3.2.1］

注：系统可以指整个实体。系统的组件也可能是一个系统，此组件可称为子系统。

3.3

标准体系 Standard system

一定范围内的标准按其内在联系形成的科学的有机整体。

3.4

标准体系表 Diagram of standard system

一定范围标准体系内的标准按其内在联系排列起来的图表。

注：标准体系表用以表达标准体系的构思、设想、整体规划，是表达标准体系概念的模型。

3.5

中医治未病通用基础标准 Service general and basic standard of prevention of disease in traditional Chinese medicine

在中医治未病相关组织内被普遍使用，具有广泛指导意义的规范性文件。

3.6

中医治未病保障标准 Service guarantee standard of prevention of disease in traditional Chinese medicine

为支撑中医治未病服务有效提供而制定的规范性文件。

3.7

中医治未病提供标准 Service provision standard of prevention of disease in traditional Chinese medicine

为满足服务对象治未病的需要，规范服务供方与服务对象之间直接或间接接触活动过程的规范性文件。

4 标准体系总体结构与要求

4.1 标准体系总体结构

中医治未病标准体系是由中医治未病通用基础标准体系、保障标准体系和提供标准体系 3 个子体系构成的综合标准体系。通用基础标准体系是基础，保障标准体系是支撑，提供标准体系是核心。其体系关系见图 1。

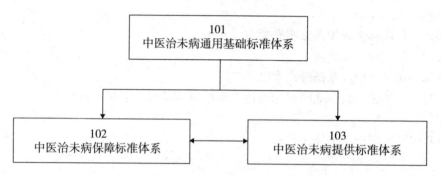

图 1　中医治未病标准体系总体结构图

4.2 标准体系的要求

4.2.1　标准体系中的标准应符合国家有关法律法规要求，标准之间应相互协调。

4.2.2　标准体系中的标准应优先采用国家标准、行业标准和地方标准。

4.2.3　根据中医治未病工作需要，制修订标准，完善和优化标准体系。

4.2.4　标准体系表的编制应符合 GB/T 13016 和 GB/T 13017。

5 中医治未病通用基础标准体系

5.1 结构

中医治未病通用基础标准体系结构见表 1。

表 1　中医治未病通用基础标准体系结构表

分类编码	标准类目
101.1	标准化导则
101.2	术语与缩略语标准
101.3	量值与测量标准
101.4	分类与代码标准
101.5	评价改进与共性方法标准
101.9	其他通用基础标准

5.2 标准化导则

5.2.1　适用于中医治未病标准化工作开展的要求、导则、通则等指导性的规范性文件。

5.2.2　适用于中医治未病标准化工作的相关国家标准、行业标准、地方标准，如 GB/T 1、GB/T

20001、GB/T 13016、GB/T 20000 等。

5.3 术语与缩略语标准

5.3.1 中医治未病组织制定的用于信息沟通的概念、定义和（或）术语含义标准，其内容应包括中文名称、英文名称、术语定义。

5.3.2 中医治未病组织可将常用的较长词句缩短省略成较短的语词并将对照关系制定成缩略语标准。

5.4 量值与测量标准

5.4.1 中医治未病服务和管理活动中采用的量和单位相关国家标准，选用与确定量和单位的标准。

5.4.2 中医治未病服务和管理活动中采用的测量方法、程序、设备、分析标准等。

5.5 分类与代码标准

5.5.1 中医治未病服务运行和管理活动中采用的分类与代码相关国家标准。

5.5.2 中医治未病活动中制定的适用于本行业的分类与代码标准。

5.6 评价改进与共性方法标准

5.6.1 中医治未病标准与标准化工作的质量、效果等评价标准和持续改进方法。

5.6.2 中医治未病标准研制、应用、评价及标准化活动中共性技术方法标准。

5.7 其他通用基础标准

中医治未病标准与标准化活动中未列入以上分类中，起通用性、基础性作用的标准，是中医治未病保障标准与提供标准制定的基础依据。

6 中医治未病保障标准体系

6.1 结构

中医治未病保障标准体系结构见表2。

表2 中医治未病保障标准体系结构表

分类编码	标准类目
102.1	环境与卫生标准
102.2	安全与应急标准
102.3	信息标准
102.4	设施设备与用品标准
102.5	管理标准
102.9	其他保障标准

6.2 环境与卫生标准

6.2.1 中医治未病服务过程中应满足的环境要求、质量、监测、维护标准。

6.2.2 中医治未病服务过程中应满足的空气质量、卫生、清洁度等基本条件的标准。

6.3 安全与应急标准

6.3.1 中医治未病服务应满足的安全管理、安全防护等标准。

6.3.2 中医治未病服务过程中对各类风险控制与应急的工作预案和处理程序。

6.4 信息标准

6.4.1 中医治未病相关信息技术、设备、系统标准，信息交换、共享、使用等标准。

6.4.2 中医治未病相关数据采集、处理、分析、应用等标准。

6.5 设施设备与用品标准

6.5.1 中医治未病相关设施设备的配备、选购、使用、维护等标准。

6.5.2 中医治未病相关用品、产品的选购、储运、使用、废弃处理等标准。

6.6 管理标准

中医治未病机构、人员资质管理标准，服务运行机制与质量管理标准，组织协调管理标准等。

6.7 其他保障标准

中医治未病标准与标准化活动中未列入以上分类中，起支撑、保障作用的标准。

7 中医治未病提供标准体系

7.1 结构

中医治未病提供标准体系结构见表3，本表中所列的健康状态判定标准、养生保健指南、亚健康保健指南、疾病预防保健指南均属于中医治未病实践指南的范畴。

表3 中医治未病提供标准体系结构表

分类编码	标准类目
103.1	健康状态判定标准
103.2	养生保健指南
103.2.01	老年人养生保健指南
103.2.02	妇女养生保健指南
103.2.03	儿童养生保健指南
103.2.99	其他特定人群养生保健指南
103.3	亚健康保健指南
103.3.01	躯体亚健康保健指南
103.3.02	心理亚健康保健指南
103.3.03	社会适应亚健康保健指南
103.3.99	其他亚健康保健指南
103.4	疾病预防保健指南
103.4.01	中医内科
103.4.02	中医外科
103.4.03	中医骨伤科
103.4.04	中医妇科
103.4.05	中医儿科
103.4.06	中医眼科
103.4.07	中医耳鼻咽喉科
103.4.08	中医口腔科
103.4.09	中医神志病科
103.4.10	中医老年病
103.4.11	中医护理
103.4.99	其他中医专科（疾病）

分类编码	标准类目
103. 5	技术操作规范
103. 5. 01	针刺灸法
103. 5. 02	按摩推拿
103. 5. 99	其他技术操作规范
103. 9	其他提供标准

7.2　健康状态判定标准

中医健康状态分类与判定标准、体质辨识、经络辨识标准等。

7.3　养生保健指南

针对健康人的中医养生保健干预性指南。包括以下内容：

a）老年人养生保健指南；

b）养生保健指南；

c）儿童养生保健指南；

d）其他特定人群养生保健指南。

7.4　亚健康预防保健指南

亚健康状态分类与判定标准，针对特定亚健康状态的预防保健干预性指南。包括以下内容：

a）躯体亚健康保健指南；

b）心理亚健康保健指南；

c）社会适应性亚健康保健指南；

d）其他亚健康保健指南。

7.5　疾病预防保健指南

疾病或疾病前期的诊断判定标准，针对特定疾病或疾病前期的中医药未病先防、既病防变等预防保健干预性指南。包括以下内容：

a）中医内科预防保健指南；

b）中医外科预防保健指南；

c）中医骨伤科预防保健指南；

d）中医妇科预防保健指南；

e）中医儿科预防保健指南；

f）中医眼科预防保健指南；

g）中医耳鼻咽喉科预防保健指南；

h）中医口腔科预防保健指南；

i）中医神志病科预防保健指南；

j）中医老年病预防保健指南；

k）中医护理预防保健指南；

l）其他中医专科（疾病）预防保健指南。

7.6　技术操作规范

中医治未病养生、预防保健等干预性技术的操作标准，包括技术名称、操作程序与步骤、技术操作要点、适应证、禁忌证和不良反应观察与处理等内容。主要有以下几方面内容的标准：

a）针灸技术操作规范；

　　b）按摩推拿技术操作规范；

　　c）其他技术操作规范。

7.7　其他提供标准

　　中医治未病标准与标准化活动中未列入以上分类中，面向服务对象直接提供技术、产品和服务的标准。如：服务过程中的服务礼仪、服务流程、窗口服务等非技术性服务的提供规范，服务质量与水平的评价和持续改进规范等。

8　标准体系编码规则

　　总体标准体系的子体系、标准类目和标准的分类与编码采用线分类法和分层编码方法，采用阿拉伯数字编码方式，其标准分类编码结构如图2所示：

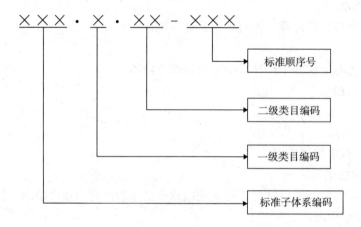

图2　中医治未病标准体系分类编码结构图

ICS 11.120；11
C 00

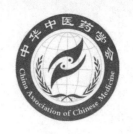

团 体 标 准

T/CACM 1066.3—2018

中医治未病标准化工作指南
第 3 部分：编制通则

Guidelines for standardization of treating *weibing* in Chinese medicine

Part 3：General rules for the preparation of standards

2018-09-17 发布

2018-11-15 实施

中华中医药学会 发布

前　言

本指南按照 GB/T 1.1—2009 给出的规则起草。

T/CACM 1066《中医治未病标准化工作指南》分为六个部分：

——第 1 部分：总则；

——第 2 部分：标准体系；

——第 3 部分：编制通则；

——第 4 部分：编写要求；

——第 5 部分：指南实施与一致性测试；

——第 6 部分：指南评价。

本部分为 T/CACM 1066 的第 3 部分。

本部分由中华中医药学会提出并归口。

本部分负责起草单位：广东省中医院、广州中医药大学第二附属医院。

本部分参与起草单位：天津中医药大学针灸推拿学院、山东中医药大学第二附属医院、广东省标准化研究院。

本部分主要起草人：谢秀丽、杨志敏、郭义、林嬿钊、张铁峰、徐剑、王娟。

引　言

　　2014 年国家中医药管理局开展治未病标准化建设工作，通过项目实施，研究制定一批针对不同健康状态人群的中医健康体检和健康干预方案或指南（服务包）、中医保健技术操作规范等标准，为治未病服务提供机构提供技术指导和支撑，规范服务行为和流程，确保服务质量和安全性，提高治未病干预效果和水平，更好地发展治未病健康工程，从而为人民的健康服务。中医治未病标准化工作的开展就是规划标准、制定标准、实施标准、评价标准的过程，中医治未病标准是获得中医治未病服务行为最佳秩序、经济效益最大化的得力工具，是中医治未病标准化工作得以开展的基础。

　　本部分内容的编写是在相关标准的指导下，结合中医治未病行业特点，明确中医治未病标准的编制程序和工作内容，规范了中医治未病指南的编制要求，为中医治未病标准编制流程提供依据，提高中医治未病标准制定过程的规范化。

中医治未病标准化工作指南　第3部分：编制通则

1　范围

本部分规定了中医治未病标准制定各阶段的工作程序、工作内容以及相关要求。

本部分适用于中医治未病标准的制修订。

2　规范性引用文件

下列文件对于本文件的应用是必不可少的。凡是注日期的引用文件，仅所注日期的版本适用于本文件。凡是不注日期的引用文件，其最新版本（包括所有的修改单）适用于本文件。

GB/T 1.1　标准化工作导则　第1部分：标准的结构和编写

GB/T 16733　国家标准制定程序的阶段划分及代码

3　总则

3.1　工作管理组织形式

3.1.1　国家中医药管理局政策法规与监督司负责中医治未病标准制修订项目的总体指导、管理、监督和综合协调，委托中华中医药学会进行治未病标准制修订的技术指导和质量考核评价，审查和发布中医治未病标准等。国家中医药管理局其他业务部门根据职责对治未病标准制修订工作给予指导和支持。

3.1.2　中华中医药学会成立中医治未病标准专家指导组，负责治未病标准制修订工作的技术指导和项目执行督导，制定治未病标准制修订技术实施方案，指导标准工作组按照有关技术要求开展标准制修订工作；负责标准制修订工作质量管理，审核标准工作组提交的数据资料和技术文件；负责标准工作组的组织与协调。

3.1.3　全国中医标准化技术委员会（以下简称TC），负责中医治未病标准制修订项目的标准文件审查，根据情况决定标准能否进入不同的制定程序。

3.1.4　省级中医药管理部门负责本地区标准制定工作的指导和管理，负责组织项目单位制订项目实施方案。项目单位管理标准化工作的部门负责项目实施的管理和协调。

3.1.5　项目单位根据确定的任务分工，在专家指导组的指导下，负责组织成立标准工作组，开展标准制修订工作，管理标准制修订工作经费的使用，对标准制修订工作质量负责。

3.2　涉及的文件

3.2.1　中医治未病标准制修订程序中涉及的文件包括标准、标准草案和工作文件。

3.2.2　标准草案包括以下类型：工作组讨论稿、征求意见稿、送审稿和报批稿等。标准及标准草案的封面格式见附录A。

3.2.3　工作文件指标准制修订过程中形成的除标准草案和标准之外的其他文件，包括编制说明、意见汇总处理表等。相关工作文件式样见附录B。

3.2.4　在标准制修订过程中，应建立原始文件的分类档案，并归档。

3.3　阶段划分

中医治未病标准制修订程序的阶段划分应符合GB/T 16733—1997的规定，分为预阶段、立项阶段、起草阶段、征求意见阶段、审查阶段、批准阶段、出版阶段、复审阶段和废止阶段，各阶段划分及代码见表1。具体制修订流程见图1。

标准制定程序分为A、B、C三类。A类为常规程序。B类和C类为快速程序（FTP），FTP适用于已有成熟标准建议稿的项目，FTP可在常规程序的基础上省略部分阶段工作。

B类程序是省略起草工作组讨论稿，将标准建议稿作为工作组讨论稿的最终稿报送中华中医药学会（TC）。

C 类程序是省略起草工作组讨论稿和征求意见稿，将标准建议稿作为征求意见稿的最终稿报送中华中医药学会（TC）。

拟采用 C 程序的项目，应在提交项目提案和报送项目建议书时将"采用 C 程序的论证报告"作为附件一起提交。报告中详细论证可省略起草工作组讨论稿和征求意见稿的原因和可行性。

表1 中医治未病标准制定程序的阶段划分及代码

阶段代码	阶段名称	阶段任务	阶段成果	完成周期（月）	对应条文
00	预阶段	提出新的项目建议	PWI		4
10	立项阶段	确立新的项目	NP		5
20	起草阶段	提出标准草案征求意见稿	WD	10~12	6
30	征求意见阶段	提出标准草案送审稿	CD	5~7	7
40	审查阶段	提出标准草案报批稿	DS	5	8
50	批准阶段	提供标准出版稿	FDS	2	9
60	出版阶段	提供标准出版物	T/CACM	3	10
90	复审阶段	定期复审	确认，修改，修订	60	11
95	废止阶段		废止		12

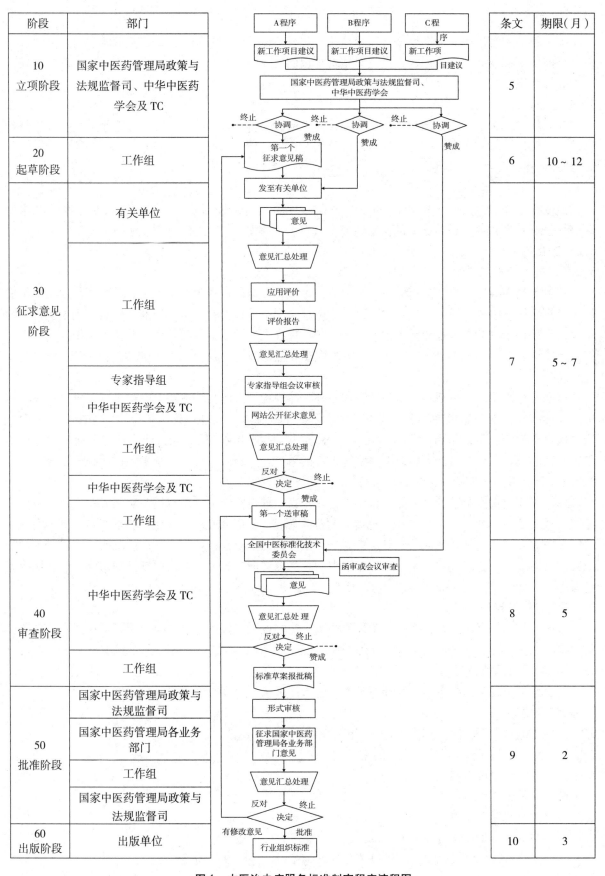

图 1 中医治未病服务标准制定程序流程图

4 预阶段

提出新的中医治未病标准制修订项目建议（PWI），主要任务是对中医治未病标准制修订建议项目进行前期研究及必要性论证，重点是对项目提出的必要性、可行性进行论证，并可在此基础上初步提出标准草案。

5 立项阶段

确立新的中医治未病标准制修订项目（New work item proposal，NP），主要任务是对新的项目建议进行汇总、审查和协调，确定标准制修订计划并正式立项。

6 起草阶段

6.1 工作内容

完成标准征求意见稿（Working drafts，WD），成立工作组及成员分工、起草标准草案（征求意见稿）及其编制说明并进行必要的调查研究和（或）试验验证。时间周期不超过 10~12 个月。

6.2 工作程序

6.2.1 成立标准工作组

项目单位在专家指导组的指导下，组织成立标准工作组。标准工作组由组长、副组长、工作组成员、工作组秘书组成。标准工作组成员以自愿申报和项目单位推荐为主；标准工作组原则上实行双组长制，由项目单位和专家指导组各推荐一名组长；标准工作组秘书由项目承担单位人员担任。标准工作组组成方案经专家指导组审核，由中华中医药学会和国家中医药管理局政策法规与监督司共同确定。

标准工作组组成应体现学术代表性和权威性，体现地域广泛性，数量上不得少于 5 家。优先考虑中医药标准研究推广基地（试点）建设单位、国家中医临床研究基地建设单位、国家中医药管理局治未病重点学科、专科和治未病科（中心）、承担过与标准相关的国家和行业中医药科研项目并获得各级奖励的单位、参加过治未病标准制修订工作的单位、与治未病相关的学术团体、企事业单位。

6.2.2 开展调查研究和（或）试验验证

标准工作组按照标准制修订的工作要求，在专家指导组指导下，制定技术实施方案，开展调查研究和（或）试验验证，对需要共识的问题，根据实际情况选择规范的共识形成方法形成共识意见。

按照标准编写规则开展标准起草，将循证证据形成的推荐建议和专家共识形成的推荐建议等技术内容纳入标准中，组织有关方面专家对标准中的技术内容进行充分论证，形成标准初稿、编制说明等材料。

6.2.3 专家指导组论证

工作组在前期工作的基础上，起草标准初稿、编制说明，报送专家指导组论证，根据专家指导组意见修改完善，形成标准征求意见稿和编制说明。

6.2.4 项目进程建议

专家指导组在工作组申请的基础上，做出进入征求意见阶段或终止项目的建议。

6.3 涉及文件

6.3.1 起草阶段的标准草案用于在工作组范围内进行技术讨论。

6.3.2 由工作组向专家指导组报送的相关文件包括：

——征求意见稿申报表；

——工作组初稿；

——编制说明；

——拟征求意见的单位和专家名单；

——国际标准原文、译文，用于以国际标准为基础制定标准的项目。

——国际标准译文，用于以国际标准为基础制定标准，且一致性程度为"修改"的项目。

6.4 文件要求

6.4.1 征求意见稿申报表

应由工作组填写，式样见附录 B 表 B.1。

6.4.2 编制说明

起草阶段完成的编制说明应包括以下内容：

——简要介绍标准起草工作情况，包括任务来源、协作单位、主要过程、主要起草人及其所做的工作等；

——标准编制原则和主要内容（如技术指标、参数、公式、性能要求、试验方法、检验规则等）及其论据（包括试验、统计数据），修订标准时还应列出与原标准的主要差异和修订理由；

——本标准采用国际标准和国外先进标准情况以及与国际、国外同类标准水平的对比情况；

——介绍主要试验验证的分析、综述报告、预期达到的经济社会效果；

——本标准与现行法律、法规和政策及相关标准的协调性；

——标准起草过程中重大分歧意见的处理经过和依据；

——本标准作为推荐性标准的建议；

——贯彻实施本标准的具体要求和措施建议；

——废止现行标准的建议；

——重要内容的解释和其他应予以说明的事项，如参考资料目录等。

6.4.3 拟征求意见的单位和专家名单

应包含专家姓名、工作单位、专业、电话、电子邮箱等信息。

7 征求意见阶段

7.1 工作内容

标准起草单位对标准征求意见稿进行广泛意见征求，促使相关利益各方对标准内容进行充分协商、达成一致，形成标准送审稿（Committee draft，CD）。征求意见阶段的周期一般不超过 5～7 个月。

7.2 工作程序

7.2.1 采用信函方式，征求医疗机构、科研机构、教育机构、行业组织及专家学者意见。征求意见范围应包括中医药标准研究推广基地（试点）建设单位、与标准相关的国家中医临床研究基地建设单位、国家中医药管理局治未病重点学科、专科和治未病科（中心）、承担过与标准相关的国家和行业中医药科研项目并获得各级奖励的单位、参加过治未病标准制修订工作的单位、与治未病相关的学术团体、企事业单位。

7.2.2 工作组汇总、处理收到的反馈意见，并填写意见汇总处理表，并根据反馈意见修改完善。未采纳反馈意见的，应当说明理由。进行重大修改的，应当再次征求意见。

7.2.3 应用评价。标准征求意见工作完成后，应进行小范围应用评价，即标准工作组在专家指导组指导下，在限定范围内进行应用评价，可采用同行评价、实践评价、第三方评价等评价方法。撰写评价报告，标准工作组根据评价反馈意见，修改完善标准草案。

7.2.4 标准工作组应将根据应用评价结果修改所形成的标准征求意见稿、编制说明、意见汇总处理表及有关材料提交专家指导组。专家指导组以会议形式进行审核，提出审核意见，工作组修改完善形成公开征求意见稿。

7.2.5 通过专家指导组审核后，标准公开征求意见稿、编制说明等通过中华中医药学会、全国中医标准化技术委员会网站公开征求意见，时间一般为一个月。网上征求意见日期截止后，工作组整理反馈意见，对未采纳反馈意见的，应当说明理由，形成意见汇总处理表。修改完善征求意见稿、编制说明，形成标准送审稿。

7.2.6 提交标准征求意见稿最终稿即送审稿、意见汇总处理表等资料至中华中医药学会（全国中医标准化技术委员会，TC）审查，同时，提出进入审查阶段或返回起草阶段或建议终止项目的申请。

7.3 涉及文件及要求

7.3.1 征求意见阶段的标准草案为征求意见稿，用于征求意见。

7.3.2 征求意见时，由工作组分发的文件包括：

——关于标准征求意见的通知；

——征求意见稿；

——编制说明；

——征求意见反馈表，见附录 B 表 B.2，供被征求意见人员填写反馈意见；

——国际标准原文、译文，用于以国际标准为基础制定标准的项目；

——国际标准译文，用于以国际标准为基础制定的标准，且一致性程度为"修改"的项目。

7.3.3 实践评价时形成的实践评价报告。

7.3.4 意见汇总处理表，见附录 B 表 B.3。

8 审查阶段

8.1 工作内容

对送审稿进行审查，提出审查意见和结论，形成标准报批稿（Draft standard for approval，DS）时间周期不超过 5 个月。

8.2 工作程序

8.2.1 工作组将送审稿等文件提交中华中医药学会（全国中医标准化技术委员会，TC）审核。

8.2.2 由中华中医药学会（全国中医标准化技术委员会，TC）根据情况，决定会议审查或信函审查，并在会议审查召开日期或信函审查截止日期一个月前，将送审材料分发给全体委员进行审查，必要时可邀请相关专家参加。

8.2.3 信函审查后，由中华中医药学会（全国中医标准化技术委员会，TC）填写送审稿函审结论表，并将专家意见反馈给工作组，工作组汇总、处理收到的反馈意见，并填写意见汇总处理表。会议审查时，要向审查人员发放审查单（参见附录 B 表 B.4），采用书面形式投票表决，如实撰写会议纪要。应当将审查意见反馈标准工作组。

8.2.4 标准工作组应当根据审查意见进行修改，并将标准送审稿最终稿即报批稿、编制说明及有关附件、审查意见、意见汇总处理表等报批材料报送中华中医药学会（全国中医标准化技术委员会，TC）。

8.2.5 中华中医药学会（全国中医标准化技术委员会，TC）应做出进入报批阶段或返回征求意见阶段或重复目前阶段或建议终止项目的决定。

8.3 涉及文件及要求

8.3.1 审查阶段的标准草案为送审稿，用于专家指导组进行审查。送审稿与征求意见稿中规范性技术要素的差异，应与"意见汇总处理表"中所反映的意见和处理结果一致。

8.3.2 由工作组提交给中华中医药学会（全国中医标准化技术委员会，TC）审查的材料包括：

——送审稿；

——编制说明，应在起草阶段编制说明的基础上，增加征求意见阶段的主要工作内容及重大技术修改意见的处理情况；

——征求意见的单位和专家名单；

——意见汇总处理表；

——国际标准原文，用于以国际标准为基础制定标准的项目；

——国际标准译文，用于以国际标准为基础制定标准，且一致性程度为"修改"的项目。

8.3.3 中华中医药学会（全国中医标准化技术委员会，TC）发给委员以供审查的文件包括：

——关于审查标准的通知，用于专家指导组向专家告知审查标准事宜；

——送审稿；

——编制说明；

——意见汇总处理表；

——标准送审稿审查单（参见附录 B 表 B.4），用于信函审查时的标准制定项目，反映投票情况、提出意见；

——国际标准原文，用于以国际标准为基础制定标准的项目；

——国际标准译文，用于以国际标准为基础制定标准，且一致性程度为"修改"的项目。

8.3.4 会议审查过程中形成的文件包括：

——审查会议纪要，应如实反映审查会议的情况，包括会议议程、审查结论和修改意见等内容，并由专家指导组组长签字；

——会议审查意见汇总表作为附件，汇总表格式见附录 B 表 B.5；

——送审稿审查结论表，式样见附录 B 表 B.6。

8.3.5 信函审查过程中形成的文件包括：

——审查意见汇总处理表，由工作组填写。式样可参见附录 B 表 B.5，根据具体情况进行相应的调整；

——送审稿审查结论表，式样见附录 B 表 B.6。

9 批准阶段

9.1 工作内容

国家中医药管理局政策法规与监督司对报批稿进行审核，时间周期不超过 2 个月。

9.2 工作程序

9.2.1 报送材料

工作组将报批材料，报送国家中医药管理局政策法规与监督司。

9.2.2 形式审核

国家中医药管理局政策法规与监督司对报批材料进行形式审核。

9.2.3 评审确定

由国家中医药管理局政策法规与监督司组织征求国家中医药管理局各业务部门意见，做出进入出版阶段、返回征求意见或审查阶段或终止项目的决定。并报局领导审定。

9.2.4 发布及备案

标准报批材料审定后，由中华中医药学会编号发布，报国家中医药管理局备案。

9.3 涉及文件及要求

9.3.1 批准阶段的标准草案为报批稿，用于国家中医药管理局的批准工作。

9.3.2 报批材料包括：

——标准报批公文；

——中医治未病标准报批单 4 份，格式见附录 B 表 B.7；

——报批稿 4 份，与送审稿中规范性技术要素的差异，应与审查会议纪要或函审意见汇总处理表中所反映的问题和处理情况相一致；

——标准编制说明及有关附件 4 份，应在上一版本的基础上增加审查阶段的主要工作内容和重大技术修改意见的处理情况；

——审查会议纪要和会议代表名单，或者函审单 4 份；

——审查结论表 4 份；

——意见汇总处理表 4 份；

——所采用国际标准或国外先进标准的原文和译文 1 份；

——标准报批稿和编制说明的电子文本。

9.3.3 标准批准发布公告。

10 出版阶段

出版单位对中医治未病标准进行编辑性修改、出版，时间周期不超过 3 个月。正式出版的标准应符合 GB/T 1.1—2009 的规定。

11 复审阶段

11.1 工作内容

对贯彻实施达 5 年的标准或实施虽未达 5 年但已发现不能适应需要的标准，开展复审工作，做出复审结论。

11.2 工作程序

11.2.1 中华中医药学会应对贯彻实施达 5 年的标准及实施虽未达 5 年但已发现不能适应需要的标准进行分类整理，并集中收集这些标准在贯彻实施过程中所发现的问题，以及有关标准技术情况综合汇总成复审说明。

11.2.2 中华中医药学会组织建立专家指导组，由专家指导组根据情况，决定会议审查或信函审查，并在会议审查召开日期或信函审查截止日期一个月前将送审材料分发给专家和原起草单位进行审查。

11.2.3 专家指导组根据标准审查意见，提出确认（继续有效）、修改（通过技术勘误表或修改单）、修订（提交一个新工作项目建议，列入工作计划）或废止的复审结论建议，撰写复审结论建议报告，报送至中华中医药学会（全国中医标准化技术委员会，TC）。

11.2.4 中华中医药学会（全国中医标准化技术委员会，TC）做出确认、修改、修订或废止标准的决定，复审结论的处理见附录 C）。

11.3 涉及文件及要求

11.3.1 中华中医药学会发给委员和起草单位以供审查的文件包括：

——关于复审标准的通知，用于向专家告知标准复审事宜；

——符合复审条件的标准项目清单；

——标准复审函审单，参照附录 B 表 B.4 制定，用于信函审查；

——复审说明。

11.3.2 复审结论建议报告，应包括以下内容：

——复审阶段的工作简况；

——复审过程中提出的建议或意见的处理情况；

——复审结论。

11.3.3 专家指导组报送至中华中医药学会审核的文件包括：

——复审结论建议；

——复审委员名单；

——标准复审意见汇总表。

12 废止阶段

对于经复审确定为无存在必要的标准，中华中医药学会（全国中医标准化技术委员会，TC）发布废止公告。

附　录　A

（规范性附录）

中医治未病标准封面式样

　　图 A.1、图 A.2 分别给出了中医治未病标准封面式样和中医治未病标准草案封面式样。这些图以推荐性标准作样板，如果是强制性标准则应将图中标准代号中的"/T"删去。图 A.2 中，"标准草案的类型"包括工作组讨论稿、征求意见稿、送审稿或报批稿等。

团　体　标　准

T/CACM ×××—201×

代替×××××××××

中医治未病标准

×××

×××××××××××××××××（标准英文译名）

201×-××-××发布　　　　　　　　201×-××-××实施

中 华 中 医 药 学 会 发布

图 A.1　中医治未病标准封面格式

31

团 体 标 准

T/CACM ×××—201×

代替×××××××××

中医治未病标准

×××

××××××××××××××××（标准英文译名）

（稿件类型：×××）

（本稿完成时间：201×年×月×日）

201×-××-××发布　　　　　　201×-××-××实施

中 华 中 医 药 学 会 发布

图 A.2　中医治未病标准草案封面格式

附 录 B

（规范性附录）

中医治未病工作文件式样

表 B.1 至表 B.7 给出了中医治未病标准制定程序中涉及的部分工作文件式样，包括了征求意见稿申报表、征求意见反馈表、意见汇总处理表、送审稿审查单、会议审查意见汇总表、中医治未病标准（送审稿）审查结论表、中医治未病标准报批单。

表 B.1 中医治未病标准征求意见稿申报表

征求意见稿申报表

计划编号				项目起止时间	____年____月至____年____月	
项目名称						
工作组组长信息	姓名		电话		电子邮箱	
	工作单位					
	通信地址					
拟征求意见时间	____年____月____日至____年____月____日，共____天					
附件清单	□工作组讨论稿的最终稿 □编制说明 □拟分发的单位和专家名单 □国际标准原文 □国际标准译文 □其他文件，包括_____ 工作组组长签名： ____年____月____日					
专家指导组意见	意见： 专家签名： ____年____月____日					
*备注						
注：表中带 * 号的项目可根据实际情况选择填写						

表 B.2 中医治未病标准征求意见反馈表

征求意见反馈表

填写日期：_____年_____月_____日

计划编号			项目名称			
意见回复人	姓名		电话		电子邮件	
	工作单位				通信地址	
具体意见和建议						
序号	章条编号	意见或建议				理由
注：如果需要陈述的技术内容较多，可另附页						

表 B.3 中医治未病标准征求意见汇总处理表

征求意见汇总处理表

标准名称：_____

承办人：_____ 电话：_____

负责起草单位：_____

填写日期：_____ 年____ 月____ 日

序号	标准章条编号	提出单位/个人	意见汇总及处理情况			备注
			标准内容	意见内容及理由	采纳与否及理由	

说明：1. 发送"征求意见稿"的单位数____个。
2. 收到"征求意见稿"后，回函的单位数____个。
3. 收到"征求意见稿"后，回函并有建议或意见的单位数____个。
4. 没收到回函的单位数____个（注：上述说明附在本表的最后一页下面）。
5. 如果需要汇总的意见较多，可以从第 2 页起以"意见汇总及处理情况"下一行作为表头继续填写

第____页，共____页

填写日期：_____ 年____ 月____ 日

表 B.4 中医治未病标准送审稿审查单

送审稿审查单

计划编号		项目起止时间	_____年____月至____年____月		
项目名称					
送审材料发出日期	_____年____月____日				
回函截止日期ª	_____年____月____日				
回函信息	姓名		电话		电子邮箱	
	通信地址				
投票情况					
投票ᵇ	赞成 ··· □ 赞成，但有建议或意见 ···································· □ 不赞成，如采纳建议或意见则改成赞成 ············· □ 弃权 ··· □ 不赞成 ·· □				
建议或意见，或不赞成的理由 委员签名： _____年____月____日					
说明：1. 回函日期晚于"投票截止日期"的，按弃权票处理 2. 应在 5 个选项中划选 1 项。凡划选 2 项以上或没有划选，按废票处理 3. 委员投票选择"赞成，但有建议或意见""不赞成，如采纳建议或意见则改成赞成"以及"不赞成"选项时，应填写本栏。可另附页					

表 B.5　会议审查意见汇总表

会议审查意见汇总表

计划编号			项目名称				
TC 代号及名称			参加审查人数		_____人，到会委员_____人		
序号	姓名	工作单位	联系电话	电子邮箱		是否本 TC 委员	投票情况

表 B.6 中医治未病标准送审稿审查结论表

送审稿审查结论表

计划编号			项目名称		
TC 代号及名称				委员人数	_____人
□会议审查	送审材料 发出日期	_____年____月____日	会议召开 日期		_____年____月____日
	到会委员_____人				
	表决情况	赞成 _____票 弃权 _____票 不赞成_____票			
□信函审查	投票材料 发出日期	_____年____月____日	投票截止 日期		_____年____月____日
	发出投票材料_____份，投票回函_____份				
	表决情况	赞成_____票 赞成，但有建议或意见_____票 不赞成，如采纳建议或意见则改成赞成_____票 弃权_____票 不赞成_____票			
审查结论	主持审查的主任委员或副主任委员签名： TC 盖章： _____年____月____日				
注：如果没有对应的 TC，则盖中医药标准化专家技术委员会秘书处的章					

表 B.7 中医治未病标准报批单

标准报批单

计划编号		项目起止时间	_____年_____月至_____年_____月	
标准名称				
秘书处联系人	姓名		电话	电子邮箱
	通信地址			
标准属性	□强制性　□推荐性　□指导性技术文件			
标准类别°	□基础　□技术　□管理 □中医　□中药　□针灸　□中西医结合　□信息　□其他			
制定或修订	□制定　□修订被修订　标准编号_____			
*对应的国际标准或国外标准情况	编号和中文名称			
	发布机构		一致性程度	□IDT □MOD □NEQ
报批材料清单	（1）中医药标准申报单_____份 （2）标准报批稿_____份 （3）标准编制说明及有关附件_____份 （4）送审稿审查结论表_____份 （5）送审稿函审单_____份 （6）审查会议纪要和会议代表名单_____份 （7）意见汇总处理表_____份 （8）函审意见汇总处理表_____份 （9）所采用国际标准或国外先进标准的原文和译文_____份； （10）标准报批稿和编制说明的电子文本。			
起草单位	工作组组长签名： 工作组组长单位盖章： 　　　　　_____年_____月_____日			

附　录　C

（规范性附录）

复审结论的处理

本规范性附录给出了做出复审结论后的处理方法：

C.1　继续有效

当标准内容不需作修改或只需作编辑性修改，仍能适应当前使用需要，符合当前科学技术水平，应给予确认继续有效。被确认继续有效的标准，其编号和年代号不变。当标准再版时，在标准封面和首页上写明"××××年确认"字样。

C.2　标准修改

当标准内容只作少量修改、补充（不包括勘误），就仍能适应当前使用需要，切合实际和当前科学技术水平，该标准应予修改。被确认修改的标准，采用修改单的方式，按本标准的工作程序办理。征求意见时间可以缩短为1个月。标准修改单以公告形式发布。

C.3　标准修订

当标准内容需做较大修改后才能适应当前使用需要和科学技术水平时，该标准应予修订。修订标准须按本标准的工作程序重新立项、起草、征求意见、审查、批准、发布。修订后的标准发布时，其编号不变，但年代号改为修订后发布的年代号。

C.4　标准废止

当标准内容已不适应当前的需要，或已被新的标准所代替，或已无存在必要的标准应予废止。

ICS 11.120；11
C 00

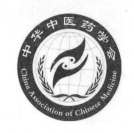

团 体 标 准

T/CACM 1066.4—2018

中医治未病标准化工作指南
第4部分：编写要求

Guidelines for standardization of treating *weibing* in Chinese medicine

Part 4：Requirements for compilation

2018-09-17 发布

2018-11-15 实施

中华中医药学会 发布

前　　言

本指南按照 GB/T 1.1—2009 给出的规则起草。

T/CACM 1066《中医治未病标准化工作指南》分为六个部分：

——第 1 部分：总则；

——第 2 部分：标准体系；

——第 3 部分：编制通则；

——第 4 部分：编写要求；

——第 5 部分：指南实施与一致性测试；

——第 6 部分：指南评价。

本部分为 T/CACM 1066 的第 4 部分。

本部分由中华中医药学会提出并归口。

本部分负责起草单位：广东省中医院、广州中医药大学第二附属医院。

本部分参与起草单位：天津中医药大学针灸推拿学院、山东中医药大学第二附属医院、广东省标准化研究院。

本部分主要起草人：谢秀丽、杨志敏、郭义、林嬿钊、张铁峰、徐剑、王娟。

引　言

　　2014年国家中医药管理局开展治未病标准化建设工作，通过项目实施，研究制定一批针对不同健康状态人群的中医健康体检和健康干预方案或指南（服务包）、中医保健技术操作规范等标准，为治未病服务提供机构提供技术指导和支撑，规范服务行为和流程，确保服务质量和安全性，提高治未病干预效果和水平，更好地发展治未病健康工程，从而为人民的健康服务。中医治未病标准化工作的开展就是规划标准、制定标准、实施标准、评价标准的过程，中医治未病标准是获得中医治未病服务行为最佳秩序、实现最佳共同社会、经济效益的得力工具，是中医治未病标准化工作得以开展的基础。

　　标准的制定是一项严肃的工作，标准的制定只有在一定的原则指引下，遵循既定的制定规则，对标准条款严格把关，才能保证制定出来的中医治未病标准科学、适用，满足行业发展的实际需求。

　　本部分为中医治未病标准提供编写准则，明确了中医治未病标准编写的基本要求、标准的构成及起草表述和编排格式，是开展中医治未病标准化工作的基础，统一中医治未病标准的格式，有利标准的有序实施。

中医治未病标准化工作指南 第4部分：编写要求

1 范围

本部分规定了中医治未病标准编写的基本要求、标准的构成、起草表述和编排格式。

本部分适用于规范中医治未病标准的编写。

2 规范性引用文件

下列文件对于本文件的应用是必不可少的。凡是注日期的引用文件，仅所注日期的版本适用于本文件。凡是不注日期的引用文件，其最新版本（包括所有的修改单）适用于本文件。

GB/T1.1 标准化工作导则 第1部分：标准的结构和编写

GB/T 7714 文后参考文献著录规则

ZYYXH/T 2—2006 亚健康中医临床指南

3 术语和定义

GB/T 1.1—2009 第3章和 ZYYXH/T 2—2006 所确立的术语和定义适用于本部分。为了便于使用，以下列出了 GB/T 1.1—2009、ZYYXH/T 2—2006 中的某些术语和定义。

3.1

规范 Specification

规定产品、过程或者服务需要满足的要求的文件。

注：适宜时，规范宜指明可以判定其要求是否得到满足的程序。

3.2

规范性要素 Normative elements

声明符合标准而需要遵守的条款的要素。

3.3

规范性一般要素 General normative elements

描述标准的名称、范围，给出对于标准的使用必不可少的文件清单等要素。

3.4

规范性技术要素 Technical normative elements

规定标准技术内容的要素。

3.3

资料性要素 Informative elements

标示标准、介绍标准、提供标准附加信息的要素。

3.5

资料性概述要素 Preliminary informative elements

标示标准，介绍内容，说明背景、制定情况以及该标准与其他标准或者文件的关系的要素。

3.6

资料性补充要素 Supplementary informative elements

提供有助于标准的理解或使用的附加信息的要素。

3.7

必备要素 Required elements

在标准中不可缺少的要素。

3.8

可选要素 Optional elements

在标准中存在与否取决于特定的具体需求的要素。

3.9

条款 Provisions

规范性文件内容的表述方式，一般采取要求、推荐或者陈述等形式。

注：条款的这些形式以其所用的措辞加以区分，例如，推荐用助动词"宜"，要求用助动词"应"。

3.10

要求 Requirements

表达如果声明符合标准需要满足的准则，并且不准许存在偏差的条款。

3.11

推荐 Recommendation

表达建议或指导的条款。

3.12

陈述 Statement

表达信息的条款。

3.13

亚健康 Sub-health

人体处于健康和疾病之间的一种状态。处于亚健康状态者，不能达到健康的标准，表现为一定时间内的活力降低、功能和适应能力减退的症状，但不符合现代医学有关疾病的临床或者亚临床诊断标准。

4 标准编写要求

4.1 目标

制定中医治未病标准的目标是规范中医治未病服务，明确服务内容及过程，以保障服务质量，促进技术交流，为管理提供依据。为此，中医治未病标准应：

——在其范围所规定的界限内按需要力求完整；

——清楚和准确；

——充分考虑患者需求，体现人文主义精神；

——充分整合最新、最适宜的技术；

——能被未参加标准编制的专业人员所理解。

4.2 基本要求

4.2.1 标准的编写应符合 GB/T1.1 和 T/ CACM003.1 的规定。

4.2.2 中医治未病标准的策划和制定应遵守国家安全、卫生、环境和保护消费者合法权益等有关法律法规的规定。

4.2.3 标准编写时应充分识别医疗卫生保健服务提供过程中包括不同人群、不同体质及不同健康状态下的特殊需求。

4.2.4 应根据不同的健康状态识别不同的健康状态判定及干预过程，以及每个过程所需要提供的不同内容。

4.2.5 应识别关键的中医治未病服务过程要素，包括机构、从业人员、协议、医疗卫生保健环境、设备、沟通等，并对每个医疗卫生保健服务要素予以规定。

4.2.6 应优先采用或者结合相应的国际标准和国外先进标准，并与之协调。

4.2.7 标准应结构合理、层次分明、内容具体，具有可操作性和可检查性。

4.2.8 文字表达应准确、严谨、简明、易懂，术语、符号、代号应统一。

4.3 标准的结构与层次

4.3.1 标准的结构

4.3.1.1 根据要素的性质划分

4.3.1.1.1 规范性要素

当声明某一种过程或服务符合某一项标准时，并不需要符合标准中的所有内容，而只要符合标准中的规范性要素的条款。要遵守某一标准，就要遵守该标准中的规范性要素条款中所规定的内容。

4.3.1.1.2 资料性要素

当声明符合标准时无须遵守的要素。这些要素在标准中存在的目的，并不是要让标准使用者遵照执行，而是只要提供一些附加信息资料。

4.3.1.2 根据要素的性质和在标准中的位置划分

4.3.1.2.1 资料性概述要素

标识标准，介绍其内容、背景、制定情况以及该标准与其他标准的关系的要素。即标准的"封面、目次、前言、引言"等要素。

4.3.1.2.2 资料性补充要素

提供附加信息，以帮助理解或使用标准的要素。即标准的"资料性附录、参考文献、索引"等要素。

4.3.1.2.3 规范性一般要素

位于标准正文中的前几个要素。即标准的"名称、范围、规范性引用文件"等要素。

4.3.1.2.4 规范性技术要素

标准的核心部分，也是标准的主要技术内容。如"术语和定义、符号和缩略语、要求、规范性要素"等要素。

4.3.1.3 根据要素的必备或可选状态来划分

4.3.1.3.1 必备要素

4.3.1.3.2 可选要素

4.3.1.4 根据要素的内容来划分

4.3.1.4.1 技术要素

本处的技术要素主要指中医治未病技术标准中的核心内容，举例说明如下：

a）健康状态判定：分为健康判定、亚健康判定、疾病诊断等。针对不同的指南如养生保健指南、亚健康保健指南及疾病预防保健指南应用不同的健康状态判定标准。

b）中医辨证分型：列出中医证类名称及对应的四诊信息，辨证采用国家规定的标准术语。

c）中医体质辨识：列出中医体质名称及对应的四诊信息，辨证采用国家规定的标准术语。

d）干预：根据不同的健康状态应用不同的干预手段，如对于健康人群运用养生保健方法，对于亚健康人群和疾病状态运用预防保健方法进行干预。

e）技术操作方法：列出健康状态判定及干预所采用的技术及操作流程、内容等。

f）适应证：技术操作对应的适应证。

g）禁忌证：某一技术操作不适宜应用于某些健康状态或特定的人群。

h）不良反应：按正常操作方法进行干预过程中，发生与干预目的无关的有害反应。

4.3.1.4.2 基本信息要素

a）标准版本；

b）标准主题的背景，如流行病学信息等；

c）标准的范围；

d）相关组织，包括提案组织、起草单位、标准主要起草人员；

e）标准的更新，包括更新的条件及要求、年限；

f）标准的宣传和实施：从该标准的特色和优势之处，说明其潜在的社会经济效益。

各类要素在标准中的典型编排以及每个要素允许的表述方式如表 1 所示。

表 1　中医治未病标准要素编排通则

要素类型	要素的编排	基本信息及技术要素	必备或可选要素
资料性概述要素	封面	标准版本	必备
	目次		可选
	前言	提案组织、起草单位、主要起草人员	必备
	引言	标准主题的背景	必备
规范性一般要素	名称		必备
	范围		必备
	规范性引用文件		可选
规范性技术要素	术语和定义		可选
	符号和缩略语		可选
	要求		可选
	……		可选
	规范性附录		可选
资料性补充要素	资料性附录	更新、宣传和实施、质量评价	可选
	参考文献		可选
注：表中各类要素的前后顺序即其在指南中所呈现的具体位置			

4.3.2　标准的层次

根据标准文体和结构的特点，标准的层次划分和设置采用部分、章、条、段、列项和附录等形式，最多六个层次，以相应的编号表示。各部分对应的内容、编写规则参见 GB/T 1.1 之5.2。

4.4　要素的起草、表述及编排格式

中医治未病标准的一般构成要素见图 1，各要素的起草、表述及编排格式应符合 GB/T 1.1 的规定。

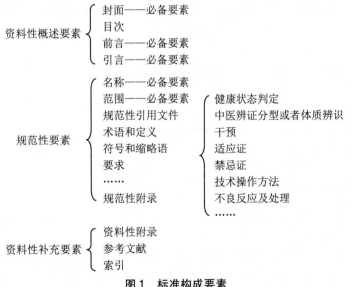

图 1　标准构成要素

5 中医治未病实践指南编写规则

5.1 前言

前言由两部分组成，即特定部分和基本部分。

特定部分，包括指南的结构、版本；基本部分包括指南提案的组织、批准、归口、起草单位、起草组成员等。

5.2 引言

引言是对制定指南的原因、过程以及指南技术内容的特殊信息加以说明，一般介绍指南主题的背景，简要介绍制定指南的目的、必要性、意义等。

5.3 标准名称

5.4 范围

明确指南的适用范围、应用领域、目标人群等，必要时还应明确不适用的范围或领域。

5.5 规范性引用文件

规范性引用文件是列出标准中规范性引用文件一览表，具体要求见 GB/T 1.1 之 6.2.3。

5.6 术语和定义

使用下列引导语，"下列术语和定义适用于本指南"。

在指南中，没有必要对所用术语一一定义。只有当不对所用术语进行定义，其含义就会引起误解或对技术内容的理解产生困惑、歧义时，才有必要将这些术语一一列出并进行定义，如专业术语。并应在指南的范围所限定的领域内定义概念。为避免标准之间的术语和定义产生重复和矛盾，对某概念建立有关术语和定义前，要查明在相关医学术语标准中该概念是否已有术语和定义。如《中医基础理论术语》《中医临床诊疗术语》等。

5.7 健康状态判定

5.7.1 中医体质判定

针对健康人群的养生保健指南，应列出健康人群不同体质状态的判定依据，即中医体质状态相对应的临床信息。体质辨析采用国家规定的标准术语。

5.7.2 亚健康判定

亚健康状态应根据 ZYYXH/T 2—2006 之 4.1、5 相关内容进行判定。

5.7.3 疾病诊断

5.7.3.1 西医诊断

列出该疾病的诊断依据和出处，表明该诊断标准是根据/参照 XX 国家标准/行业标准/专业学会标准/国际标准/权威专著标准。内容包括流行病学、病因、发病机制、病理、临床表现、并发症、实验室检查等。

5.7.3.2 中医诊断

列出该疾病中医诊断的依据和出处，表明该诊断标准是根据/参照 XX 国家标准/行业标准/专业学会标准/国际标准/权威专著标准。

5.8 中医辨证

在明确健康状态的指导下进行中医辨证分型或者中医体质辨识。应列出中医证类名称及对应的四诊信息，辨证采用国家规定的标准术语。

5.9 干预

5.9.1 预防保健原则及方法

针对不同的体质辨识、不同的健康状态（亚健康、疾病）形成不同的治疗原则、方法。

5.9.2 预防保健技术及操作方法

对应不同的体质辨识、不同健康状态（亚健康、疾病）的辨证拟定不同的方剂、药物及技术操作方法的信息。方药包括方剂名称及出处、常用药物、用量、药物使用注意事项及随证加减的条件、药物。药物名称应与最新版《中华人民共和国药典》一致。技术操作方法包括操作器械、步骤、疗程、注意事项等，技术操作方法有相关标准的，如 XX 国家标准/行业标准/专业学会标准/国际标准/权威专著标准等，应参照执行，并列明出处。

5.10 附录

5.10.1 规范性附录

规范性附录给出指南正文的附加条款。在规范性附录中，可对指南中的某些条款进一步补充或细化，这样做可使指南的结构更加合理，层次更加清楚，主题更加突出。在使用指南时，这些指南应被同时使用。因此，规范性附录是构成指南整体的不可分割的组成部分，要求使用者必须遵照执行，它是标准的规范性要素。

5.10.2 资料性附录

资料性附录条款是对理解和使用标准起辅助作用的附加信息，不属于应遵守的内容，作为参考，可参照执行。如指南的更新、指南的宣传和实施、指南的质量评价等。

5.11 参考文献

参考文献的起草应遵照 GB/T 7714 的有关规定。参考文献有网络文本，应提供识别和查询出处的充分信息。为此，应给出查询文件的方法和完整网址，并且使用与源文件完全相同的标点符号和大小写字母。罗列参考文献时应直接使用原文，无需将原文进行翻译后列出。

5.12 各类要素在标准中的典型编排

各类要素在标准中的典型编排以及每个要素允许的表述方式如表 2 所示。

表 2　中医治未病实践指南要素编排

要素类型	要素的编排	基本信息及技术要素	必备或可选要素
资料性概述要素	封面	标准版本	必备
	目次		可选
	前言	提案组织、起草单位、标准主要起草人	必备
	引言	标准主题的背景	必备
规范性一般要素	名称		必备
	范围		必备
	规范性引用文件		可选
规范性技术要素	术语和定义		可选
	符号和缩略语		可选
	要求	健康状态判定（中医体质辨识/亚健康状态判定/疾病诊断）	可选
		中医辨证	可选
		预防保健原则和方法	可选
		预防保健技术和操作方法	可选
	规范性附录		可选
资料性补充要素	资料性附录	更新、宣传和实施、质量评价	可选
	参考文献		可选
注：表中各类要素的前后顺序即其在指南中所呈现的具体位置			

6 中医治未病操作规范编写规则

中医治未病操作规范的编写与指南编写的整体结构基本一致，仅部分技术要素内容做了相应调整，如中医调护部分更改为技术操作方法，并增加了应用该技术的适应证及禁忌证。具体构成如下。

6.1 前言

与5.1的内容相同。

6.2 引言

与5.2的内容相同。

6.3 标准名称

6.4 范围

与5.4的内容相同。

6.5 规范性引用文件

与5.5的内容相同。

6.6 术语和定义

与5.6的内容相同。

6.7 适应证

符合诊断的病例未必全部适合应用本中医特色技术，因此需要结合临床实际情况、本疗法技术特色和优势对适宜年龄、性别、疾病分期/型、合并病症等进行明确规定。

6.8 禁忌证

根据安全性评价和实际临床应用及伦理学、法规等方面的要求，需要说明禁止和慎用本技术的特殊情况，如特殊人群、特殊疾病分期/型、合并病症。还要明确为了保证技术安全推广所需要排除的人群与疾病情况。

6.9 技术操作方法

6.9.1 器械准备

如果技术需要器械，需逐条列示该技术操作中所需的器具、条件，包括名称、特性、性能等。

6.9.2 详细操作步骤

明确操作技术时服务对象的体位、治疗处方选穴、治疗步骤次序、操作手法、刺激量、频率、持续时间等技术关键要素，明确操作合格时的参数标准。宜根据操作流程分条目列示。

6.9.3 疗程

包括每次治疗间隔时间、一个完整疗程的时间（或总治疗次数）。

6.9.4 关键技术环节

对影响操作成效的主要技术要点进行提炼和说明。

6.9.5 注意事项

包括应该避免的操作方法和医生、患者在操作前、操作后需要注意的其他事项，如饮食、调适的宜忌等。

6.9.6 可能的意外情况及处理方案

逐条列出可能的意外情况及处理方案。

6.10 不良反应/事件

对不良反应/事件的记录和结果进行综合分析总结。

6.11 附录

6.11.1 规范性附录

与5.10.1的内容相同。

6.11.2 资料性附录

与 5.10.2 的内容相同。

6.12 参考文献

与 5.11 的内容相同。

6.13 各类要素在标准中的典型编排

各类要素在标准中的典型编排以及每个要素允许的表述方式如表3所示。

表3 中医治未病操作规范要素编制

要素类型	要素的编排	基本信息及技术要素	必备或可选要素
资料性概述要素	封面	标准版本	必备
	目次		可选
	前言	提案组织、起草单位、标准主要起草人	必备
	引言	标准主题的背景	必备
规范性一般要素	名称		必备
	范围		必备
	规范性引用文件		可选
规范性技术要素	要求	适应证	必备
		禁忌证	必备
		技术操作方法	必备
		不良反应/事件及处理	必备
	规范性附录		可选
资料性补充要素	资料性附录	更新、宣传和实施、质量评价	可选
	参考文献		可选
注：表中各类要素的前后顺序即其在指南中所呈现的具体位置			

ICS 11.120；11
C 00

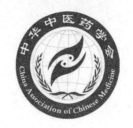

团 体 标 准

T/CACM 1066.5—2018

中医治未病标准化工作指南
第 5 部分：指南实施与一致性测试

Guidelines for standardization of treating *weibing* in Chinese medicine

Part 5：Implementation and consistency testing

2018-09-17 发布

2018-11-15 实施

中华中医药学会 发布

前　言

本指南按照 GB/T 1.1—2009 给出的规则起草。

T/CACM 1066《中医治未病标准化工作指南》分为六个部分：

——第 1 部分：总则；

——第 2 部分：标准体系；

——第 3 部分：编制通则；

——第 4 部分：编写要求；

——第 5 部分：指南实施与一致性测试；

——第 6 部分：指南评价。

本部分为 T/CACM 1066 的第 5 部分。

本部分由中华中医药学会提出并归口。

本部分负责起草单位：广东省中医院、广州中医药大学第二附属医院。

本部分参与起草单位：南京中医药大学、河北中医学院、黑龙江神志病医院、上海中医药大学附属曙光医院、福建中医药大学附属人民医院。

本部分主要起草人：李慧、汪受传、杜惠兰、赵永厚、张晓天、施婉玲、王洋洋。

引　言

标准重在实施，中医治未病实践指南实施是对标准化对象做出调整和规范的过程，是检验指南正确性、合理性、有效性的重要环节，是优化调整指南的基础。因此，有必要规范指南的实施程序，推进中医治未病标准化工作的良性循环发展。

依据指南的各项规定，确认实施过程中的各个环节是否达到指南要求，评价指南的实施情况。开展一致性测试，可为分析指南实施效果提供判别依据，并判定是指南实施情况影响了实施效果，还是指南本身存在的问题影响了实施效果。

中医治未病标准化工作指南 第5部分：指南实施及一致性测试

1 范围

本部分给出了中医治未病实践指南实施及指南实施一致性测试的要求。

本部分适用于中医治未病实践指南实施，并对指南实施的一致性进行评价。

2 术语和定义

下列术语和定义适用于本文件。

2.1

一致性测试 Conformance testing

对标准是否得到执行，执行达到什么程度进行评价，主要评价实施主体的行为或结果是否与标准的规定相一致，一致性达到什么程度的测试。

2.2

中医治未病实践指南 Clinic practice guideline of prevention of disease in traditional Chinese medicine

针对特定的中医治未病实践主题，经系统研究后制定发布，用于帮助使用者做出恰当决定的指导性意见。

［T/CACM XXXXX.1—XXXX，定义2.1］

3 标准实施

3.1 基本原则

3.1.1 系统性原则

坚持系统性原则，统筹兼顾，有计划、有步骤地实施。实施标准的过程中应关注相关标准间的协调性，所有标准应作为一个整体实施，以保证标准实施的总体效果。

3.1.2 有效性原则

坚持有效性原则，把保证安全，提高中医治未病服务质量作为首要目标。实施标准，应因地制宜，注重实效，实现效益最大化。

3.1.3 持续性原则

坚持持续性原则，实施标准应使各个环节符合标准要求，并不断改进实施方法，提升实施效果。

3.2 实施方法

根据标准特性不同，一般可选下列实施方法：

3.2.1 过程法

按照中医治未病过程实现的时间顺序来实施标准的方法。针对中医治未病流程制定的有关标准，一般可采用这种方法实施。采用过程法实施标准要注意各个阶段之间的相互衔接。

3.2.2 分类法

按照标准实施中涉及的范围大小和难易程度，分类组织实施。一般来说，应先组织实施涉及地区、行业、单位或部门较少、难易程度较小的标准，以此调动全体工作人员实施标准的主动性和自觉性，不断激发工作人员的信心，避免抵触情绪的产生，确保标准实施的效果。在此基础上，逐步组织实施涉及地区、行业、单位或部门较广，实施难度较大的标准。

3.2.3 要素法

按照中医治未病要素来分别实施标准的方法。当标准按中医治未病活动或结果的各个要素给出要求时，可采用要素法实施标准。要素法实施标准应注意各要素之间的关联性。

注：中医治未病实践指南主要采用过程法实施。

3.3 实施主体

实施主体是指具体负责实施标准的单位、部门或职员，即指南的实际执行者。实施主体的选择根据所实施标准规定的内容执行。

3.4 实施程序

3.4.1 计划

中医治未病实践指南实施前应制定工作计划或方案，内容包括实施标准的范围、方式、内容、步骤、负责人员、时间安排、应达到的要求和目标等。

制定计划的注意事项：从总体上分析实施指南，确定实施的先后顺序和应采取的措施。将指南实施以任务的形式分配给有关部门和具体人员，应明确职责，规定完成时限以及所需配合的内容和要求。

3.4.2 准备

3.4.2.1 组织准备

应建立相应的组织机构，统一组织标准实施。对指南的实施，应建立由国家中医药管理局牵头、中华中医药学会及各有关单位负责人参加的领导机构和相应的工作机构，配备必要的中医药标准化工作人员，协调解决指南实施过程中的有关问题。

3.4.2.2 人员准备

实施指南前，应认真组织宣贯工作，使相关人员对实施指南的重要性有一个正确而全面的认识，了解指南实施的难点和技术要点，确保指南的实施按照指南规定的要求进行。

3.4.2.3 物资准备

应配备指南实施所需的材料、资金及与实施指南相适应的环境条件。

3.4.2.4 技术准备

应编制新旧指南对照表，预先提出对新指南实施过程中可能出现问题的处理措施。实施新指南，当涉及中医治未病相关技术的改进时，应进行相应的技术准备，必要时进行技术攻关和技术改造。

3.4.3 实施

指南在实施过程中形成的各项数据是改进指南实施工作和评价、修订指南的重要依据。因此，实施过程中应尽可能记录和保管指南实施过程中形成的数据。同时，及时将指南实施情况反馈至指南实施的组织协调部门，以便及时调整和改进指南实施工作。当发现指南中存在不完善等问题时，应及时向指南批准发布部门反馈情况。

4 实施一致性测试

4.1 一致性测试原则

——客观公正的原则；

——科学严谨的原则；

——全面准确的原则。

4.2 一致性测试内容

评价实施主体的行为或结果是否与指南的要求相一致，一致性达到什么程度。

4.3 一致性测试对象

实施主体按照指南规定的要求执行所产生的实施情况。

4.4 一致性测试方法

对于指南是否得到执行，执行程度如何进行一致性测试，主要采用以下方法。

4.4.1 观察

由一致性测试人员现场观察并记录实施主体的执行情况，给出指南实施一致性测试结果。

4.4.2 查看实施记录和报告

结合中医治未病实践指南一致性测试表（见附录A）对指南实施的一致性进行评价；

4.4.3 询问实施主体对指南的熟悉程度

对照指南内容，对实施主体应知应会的指南内容进行询问，了解其对指南的掌握情况，以确认指南是否真的得到实施、实施的范围和深度如何。

4.4.4 实施过程再现

随机取实施主体，进行现场演示验证，确认指南实施是否得到有效实施。

4.5 一致性测试的程序

4.5.1 成立一致性测试工作小组

应成立标准实施一致性测试工作组，并明确其职责、权限。一致性测试工作组成员一般由2人组成。测试人员应具有相应的标准化知识和专业知识，熟悉技术指南及实施的有关要求，能熟练运用一致性测试方法。

4.5.2 制定一致性测试计划或方案

实施一致性测试前，应认真研究一致性测试对象以及指南内容、指南实施过程中的各项要求，制定周密的一致性测试方案，以保证一致性测试结果的准确性。一致性测试方案应包括以下内容：

a）一致性测试工作总体安排，如任务分工、时间安排、总体要求等，一般应事先与被测试单位进行沟通，得到被测试单位的有效配合。

b）确定一致性测试方法。根据被测单位实际情况确定适宜的一致性测试方法。

4.5.3 一致性测试准备

4.5.3.1 人员准备

执行一致性测试人员至少应具备的条件：

a）熟悉国家有关标准化方针、政策和法律、法规，并掌握有相应的标准化知识和专业知识；

b）熟悉被评价技术指南所属专业的特点，能识别和预见该技术指南在实施过程中存在的问题；

c）具有本科以上学历和中级以上职称，具有一定工作经验，有组织协调和综合评审能力，能够解决评价过程中出现的实际问题；

d）遵纪守法，坚持原则，实事求是。

4.5.3.2 物资准备

收集指南实施情况，备齐必要的测量工具（见附录A）。

4.5.4 一致性测试实施

由2名专业评价人员采用中医治未病实践指南一致性测试表（见附录A），根据指南要求，采用合适的一致性测试方法，对中医治未病实践指南实施情况开展一致性测试（评价人员在一致性测试开始前应进行评价人员评判的一致性评价。评价人员的一致性评价可开展多次，直到2个评价人员间的一致性达到70%以上，方可开展正式的一致性测试）。测试方法如下：

a）项目工作组采用病例调查方法，选取不同地域10个以上医疗机构作为评价单位（以三级医院为主，同时应包括不同类别、不同等级医疗保健机构），开展指南和操作规范的一致性评价；

b）项目工作组应对承担评价任务的主管医生开展适当的培训和学习，以便参与评价工作的医生了解标准制修订的整体情况；

c）病例选取应符合标准使用范围，时间范围原则上为近1年内，病例总数原则上不少于200例并符合统计学要求，如无住院病例，可研究门诊病例，并保证病例数据的可溯源性；

d）评价单位承担评价任务的科室组织主管医生结合病例，从健康状态判定、预防保健措施等方面与标准进行比较，填写《中医治未病实践指南一致性测试表（病例调查表)》（见附录 A），并依据病例调查表，对标准进行分析评价，撰写报告，提交标准工作组。

4.5.5 数据分析、处理和一致性测试报告

对一致性测试过程获得的数据进行分析、处理，给出一致性结果，出具一致性测试报告。一致性测试报告一般应包括以下内容：

 a）一致性测试报告的名称、编号；

 b）一致性测试的时间、地点、参加人员；

 c）一致性测试的目的、范围；

 d）一致性测试的简要过程、对被测试组织的肯定、发现的问题及改进建议；

 e）一致性测试的结论。

附录 A

（规范性附录）

中医治未病实践指南一致性测试表（病例调查表）

表 A.1 给出了中医治未病实践指南一致性测试表（病例调查表），开展中医治未病指南一致性测试宜使用本测量工具。

表 A.1 中医治未病实践指南一致性测试表（病例调查表）

编号：□□□□

一、基本信息		
填写单位（人员）信息	适用人群：_____　　指南名称：_____ 填写单位：_____ 填写日期：□□□□年□□月□□日 填写人员：_____（签名）　科室负责人：_____（签名）	
病例信息	病历号（或门诊号）：_____　　性别：男□女□　年龄：□□□岁	
	主诉：_____ 现病史：_____ _____ _____ _____ 体检：_____ _____ 辅助检查：_____ _____	
二、健康状态判定	病例信息提取	一致性测试（与指南内容比较）
（一）适用人群（范围）	1. _____ 2. _____ 3. _____	□一致　　□比较一致　　□一般　　□不一致 不一致原因： 1. _____ 2. _____ 3. _____
（二）判定依据	1. _____ 2. _____ 3. _____	□一致　　□比较一致　　□一般　　□不一致 不一致原因： 1. _____ 2. _____ 3. _____

表 A.1 中医治未病实践指南一致性测试表（病例调查表）（续）

三、预防保健措施		
（一）预防保健原则	1. _____ 2. _____ 3. _____	□一致　□比较一致　□一般　□不一致 不一致原因： 1. _____ 2. _____ 3. _____
（二）预防保健措施（非药物）	1. _____ 2. _____	□一致　□比较一致　□一般　□不一致 不一致原因： 1. _____ 2. _____
（三）预防保健措施（药物）	1. _____ 2. _____	□一致　□比较一致　□一般　□不一致 不一致原因： 1. _____ 2. _____
四、满意度		
（一）服务对象满意度（病人等）	满意□　比较满意□　一般□　不满意□ 不满意的原因：_____	
（二）服务提供者满意度（医生等）	满意□　比较满意□　一般□　不满意□ 不满意的原因：_____	
五、不良事件		
	无不良事件□　有不良事件□ 如有不良事件，是否判定为不良反应□ 不良事件/反应及处理措施记录： 1. _____ 2. _____ 3. _____	
六、其他事项		
	记录： 1. _____ 2. _____ 3. _____	

表 A.1 中医治未病实践指南一致性测试表（病例调查表）（续）

注1：根据病例信息填写健康状态判定、预防保健措施、预防保健效果、不良事件及其他事项等条目内容
注2：为便于统计分析，表格中半开放的填写内容应根据需要逐条列出
注3：一致性评分尺度：请根据所观察指南实施情况与指南的一致程度（定性评价），按百分比的评分标准，分别是：>80%为一致，60%~80%为比较一致，40%~59%为一般，<40%为不一致。当评价为"不一致"时，应填写不一致原因
注4：满意度调查：1.中医治未病服务对象（病人等）对所接受的预防保健措施和效果的满意度感受，由服务提供者征询并填写记录。2.中医治未病服务提供者（医生等）对预防保健措施、实施流程等合理性、适用性的满意度评价
注5：表格不够填写，可自行加页
注6：本调查表为指南临床一致性测试通用表，各专业（人群）可在此表基础上，根据需要扩展调查内容

ICS 11.120；11
C 00

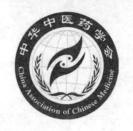

团　体　标　准

T/CACM 1066.6—2018

中医治未病标准化工作指南
第6部分：指南评价

Guidelines for standardization of treating *weibing* in Chinese medicine

Part 6：Guideline appraisal

2018-09-17 发布

2018-11-15 实施

中华中医药学会 发布

前　言

本指南按照 GB/T 1.1—2009 给出的规则起草。

T/CACM 1066《中医治未病标准化工作指南》分为六个部分：

——第 1 部分：总则；

——第 2 部分：标准体系；

——第 3 部分：编制通则；

——第 4 部分：编写要求；

——第 5 部分：指南实施与一致性测试；

——第 6 部分：指南评价。

本部分为 T/CACM 1066 的第 6 部分。

本部分负责起草单位：广东省中医院、广州中医药大学第二附属医院。

本部分参与起草单位：南京中医药大学、河北中医学院、黑龙江神志病医院、上海中医药大学附属曙光医院、浙江省中医院。

本部分主要起草人：李慧、汪受传、杜惠兰、赵永厚、张晓天、季聪华、王洋洋。

引　言

　　中医治未病实践指南是指导中医治未病服务与实践活动的技术标准，提供专业性指导意见。为提高指南的质量与水平，在研制、应用与修订过程中应进行全面系统、科学合理的评价，本标准主要提供评价的程序、内容与方法框架，其评价结果可为中医治未病实践指南的实践应用提供参考，并通过反馈与持续改进为指南更新提供依据。中医治未病实践指南研制方法学质量的评估可借鉴相关评估工具（如：临床指南研究与评估系统 AGREE）。

中医治未病标准化工作指南　第6部分：指南评价

1　范围

本部分规定了中医治未病实践指南评价的术语和定义、评价基本原则与程序、评价内容与要求、评价方法。

本部分适用于中医医疗卫生保健、科研、教育中的中医治未病实践指南评价工作。

2　规范性引用文件

下列文件对于本文件的应用是必不可少的。凡是注日期的引用文件，仅所注日期的版本适用于本文件。凡是不注日期的引用文件，其最新版本（包括所有的修改单）适用于本文件。

GB/T 20348—2006 中医基础理论术语

3　术语和定义

下列术语和定义适用于本文件。

3.1

中医治未病实践指南　Clinic practice guideline of prevention of disease in traditional Chinese medicine

针对特定的中医治未病的实践主题，经系统研究后制定发布，用于帮助使用者做出恰当决定的指导性意见。

［ZYYXH/T XXXXX.1—XXXX，定义2.1］

3.2

适用性　Applicability

指南在特定范围内（区域、组织、单位等）适合应用的程度。在满足科学性要求的前提下，在特定范围内是否适用是影响指南采用推广的关键因素。

3.3

循证医学　Evidence-based medicine

遵循证据的医学，认为任何医疗决策的确定都应基于客观的临床科学研究依据；任何临床的诊治决策，必须建立在当前最好的研究证据与临床专业知识和患者的价值观相结合的基础上。强调最佳证据、专业知识和经验、患者需求三者的结合，共同构成循证思维的主体。

3.4

系统评价　Systematic review

针对具体临床问题或技术，系统全面收集所有相关的研究，采用临床流行病学的原则和方法，严格评价和分析，得出综合结论的方法。

3.5

同行评议　Peer review

同一领域的专家，按照一定评议规则，共同对涉及该领域的知识产品进行评价的活动。

3.6

证候 Clinical manifestation

证的外候，疾病过程中机体综合反应出的症状和体征。

［GB/T 20348—2006，定义3.1.1.4］

4 评价的基本原则与基本程序

4.1 评价的基本原则

4.1.1 科学严谨的原则。

4.1.2 符合中医药特点与规律的原则。

4.1.3 全面准确的原则。

4.1.4 与实践相适应的原则。

4.2 评价的基本程序

4.2.1 明确评价对象与内容。

4.2.2 成立评价工作组。

4.2.3 制定评价计划或方案，确定评价方法。

4.2.4 实施评价。

4.2.5 编写评价报告。

4.2.6 评价结果处理及持续改进。

5 评价的内容与要求

5.1 技术评价

5.1.1 评价内容

对中医治未病实践指南中的主要技术内容（辨识、干预等）进行安全性、有效性及技术水平的评价。

5.1.2 辨识（诊断）技术评价

5.1.2.1 健康状态判定

应对健康状态定义、判定要点等内容，以及状态判定方法进行安全性、准确性及技术水平的评价。

5.1.2.2 体质辨识

应对体质分类、体质辨识等内容，以及体质辨识方法进行安全性、准确性及技术水平的评价。

5.1.2.3 辨证分型

应对证候分类、辨证方法进行安全性、准确性及技术水平的评价。

5.1.3 干预技术评价

5.1.3.1 干预原则、干预方法

5.1.3.2 组方用药

应对方剂、中药、药物剂量与加减、使用方法等内容进行安全性、有效性及技术水平的评价。

5.1.3.3 其他治法

应对标准中（除组方用药外）其他治疗方法进行安全性、有效性及技术水平的评价。

5.2 适用性评价

5.2.1 评价内容

标准中要素的内部特性、特定范围的外部环境及其之间的相互关系是适用性评价的主要内容。

5.2.2 技术水平适用性

5.2.2.1 与我国医疗卫生保健水平相比的适用性。

5.2.2.2 与本地区医疗卫生保健水平相比的适用性。

5.2.2.3 与本单位医疗卫生保健水平相比的适用性。

5.2.2.4 与其他相关方案水平相比的适用性。

5.2.3 协调配套性

5.2.3.1 与相关标准（指南）的内容协调配套性。

5.2.3.2 与相关医疗卫生保健资源的协调配套性。

5.2.4 结构和内容

5.2.4.1 指南适用范围的明确性。

5.2.4.2 指南辨识（诊断）要点的准确性。

5.2.4.3 指南辅助检查的合理性。

5.2.4.4 指南结构的完整性、合理性。

5.2.4.5 指南内容的完整性、合理性。

5.2.4.6 指南内容的清晰易懂性。

5.2.4.7 指南技术内容之间的相互配套性。

5.2.4.8 指南内容之间无相互矛盾。

5.2.4.9 指南的可扩展性。

5.2.5 标准的作用

5.2.5.1 指南应用的简便性。

5.2.5.2 指南对医疗卫生保健资源利用的合理性。

5.2.5.3 指南对医疗卫生保健管理规范和医疗卫生保健服务质量保障的重要性。

5.2.5.4 指南在提高中医治未病技术水平方面的重要性。

5.2.6 综合评价

5.2.6.1 指南在本地区医疗卫生保健服务实践中的适用性。

5.2.6.2 指南在本单位医疗卫生保健服务实践中的适用性。

5.3 卫生经济学评价

应对指南中采用的技术方案和指南的推广应用所产生的作用进行卫生经济学评价。

5.4 社会与伦理学评价

5.4.1 合规性评价

作为技术标准，应对其遵循有关法律法规，符合社会公共利益的情况进行合规性评价。

5.4.2 伦理学评价

指南涉及人体的健康状态判定、干预，应对其符合医学伦理原则的情况进行评价。

6 评价方法

6.1 总则

标准评价过程中，可根据具体情况与条件选用适宜的评价方法，也可综合应用多种评价方法。

6.2 技术评价

6.2.1 系统评价

按照循证医学的思想与方法，指南中的诊疗技术应建立在当前最好的研究证据与临床专业知识和患者的价值观相结合的基础上。通过系统评价等方法，系统全面收集所有相关的资料，严格评价和分析，得出指南中技术内容的综合评价结论。评价一般包括以下过程：

——确定评价的技术或问题；

——制定评价方案；

——系统检索、选择文献；

——评价文献质量；

——收集数据；

——分析资料和报告结果，可采用定性系统评价、Meta 分析等方法；

——解释结果并给出技术推荐（或修改）意见。

6.2.2　临床评价

在符合伦理学要求的前提下，通过临床研究进行技术评价。临床评价可包括以下研究方法：

——随机对照试验；

——队列研究；

——病例－对照研究；

——横断面调查；

——描述性研究。

6.2.3　同行评议

因条件限制，技术评价过程中可采用同行评议方法。通过专家群体判断，并形成专家共识，给出技术评价结论。在专家共识形成群体判断时可采用以下方法：

——名义群体法；

——德尔菲法；

——共识会议法。

6.3　适用性评价

适用性评价过程应包括以下内容：

——确定评价人员；

——充分收集、掌握指南相关信息与要求；

——使用《中医治未病实践指南适用性评价》（见附录 A），进行评价打分；

——必要时可进行专家群体评价与共识；

——给出评价结论与建议。

6.4　卫生经济学评价

6.4.1　成本效果分析

效果是指有用效果，由各种使用价值构成，是满足人们各种需要的属性。分析成本消耗后得到的效果，通常用自然单位作为评价计量指标。其指标的选择一般要符合如下要求，包括指标的有效性、数量化、客观性、灵敏性和特异性。可采用以下方法：

——成本－效果比：即每延长一个生命年、挽回一例死亡、诊断出一个新病例所花的成本。主要用于两个或两个以上卫生技术方案的比较，并且是比较有相同结果单位的两个卫生技术方案；

——增量分析：增量分析计算一个卫生技术方案或标准比另一个卫生技术方案或标准多花费的成本，与该项目比另一项目多得到的效果之比，称为增量比例。

当成本相同时比较效果大小，效果相同时比较成本大小，当投入不受预算约束，成本可高可低，可采用增量分析。

6.4.2　成本效用分析

分析成本消耗后得到的效果，该效果是获得满足的程度，通常用合成指标作为评价计量指标，常用质量调节生命年、伤残调节生命年等评价指标。可采用以下方法：

——等级标度法；

——标准博弈法；

——时间权衡法。

6.4.3　成本效益分析

效益是采用某项技术或对该技术标准化应用所得到有用效果的货币表现形式。分析一定时间范围内取得有用效果与付出的成本之间的关系就是成本效益分析，可采用以下方法：

——净现值法：经济效益＝有用效果的现值总和－成本现值总和。通常只有当经济效益为正数时，该项技术或标准可考虑接纳。

——比率法：成本效益比＝有用效果的现值总和÷成本现值总和。通常只有当成本效益比大于1时，该项技术或标准可考虑接纳。

6.5 社会与伦理学评价

6.5.1 合规性评价

进行合规性评价需编写评价报告，评价过程可包括以下内容：

——整理相关适用的法律法规、标准，检查是否为有效版本；

——制订合规性评价记录表（见附录B），并进行评价记录；

——专题会议，形成评价结果；

——编写合规性评价报告。

6.5.2 伦理学评价

——伦理委员会进行伦理审查，并给出审查结果；

——评价人员根据医学伦理学基本原则与要求进行评价。需制定评价计划，并编写伦理学评价报告。

7 评价报告

对评价过程中获得的资料、数据进行处理、分析，给出各评价部分的评价结果，汇总各部分评价结果，给出总体评价结论，提出改进措施与建议，编写评价报告。评价报告一般应包括以下内容：

——评价报告的名称；

——评价的时间、地点、评价工作组人员；

——评价的目的、对象、范围；

——评价方案和过程；

——评价结果与结论；

——改进措施与建议。

附录 A

（规范性附录）

中医治未病实践指南适用性评价

中医治未病实践指南适用性评价

Appraisal of prevention of disease guideline applicability

二〇一五年三月

March 2015

填写说明

A.1 中医治未病实践指南适用性评价的目的

中医治未病实践指南适用性评价的作用是对中医治未病实践指南在特定范围内（区域、组织、单位等）的适用性做出评价，评价结果为是否采用指南（或部分采用指南）提供依据。

指南在满足科学性要求的前提下，在特定范围内是否适用是影响指南采用推广的关键因素。指南要素的内部特性、特定范围的外部环境及其之间的相互关系是指南适用性评价的主要内容。适用性评价可用于指南整体，也可用于指南中各部分内容。

A.2 使用说明

A.2.1 评价工具的结构及内容

评价工具包括5个部分、21项关键条目。分别从技术水平、协调配套性、结构和内容、指南的作用以及综合评价5个方面对指南的适用性特征做出评价。

A.2.2 获取相关信息

评价者应在评价前充分了解该指南制定过程所有的信息和指南各要素特性，同时，应充分了解指南实施范围的环境条件要求。

A.2.3 评价方法

由具有医学知识背景、熟悉本评价工具的人员进行指南评价，并综合考虑每项条目的评价结果，提出综合评价意见。

A.2.4 评分尺度

每个条目根据其所达到要求的程度，按1~4分的评分标准进行打分，分别是：4分为很好，3分为较好，2分为较差，1分为很差。分值的大小表明了每一条目达到要求的程度。完全达到评分标准的要求为"很好"，反之为"很差"。

A.2.5 使用者指南

评价表条目内容说明为每项条目提供了具体说明，仔细阅读这些信息有助于对条目所涉及问题和概念的理解。在每一条目下面都有一个注释方框，请在方框内详细列出所给出意见的理由。

A.2.6 综合评价

评价工具最后一部分为综合评价，这个评价需要综合考虑每位评价人员和评价条目，从而对是否采用和如何采用指南提出具体的建议。

A.3 评价条目内容说明

A.3.1 技术水平适用性

A.3.1.1 与我国医疗卫生保健水平相比的适用性

考察指南所规定的技术水平与当前我国在该领域的主流或平均的研究水平、服务水平、技术水平、管理水平等相比是否适应。

A.3.1.2 与本地区医疗卫生保健水平相比的适用性

考察指南所规定的技术水平与当前本地区在该领域的主流或平均的研究水平、服务水平、技术水平、管理水平等相比是否适应。

A.3.1.3 与本单位医疗卫生保健水平相比的适用性

考察指南所规定的技术水平与当前本单位在该领域的主流或平均的研究水平、服务水平、技术水平、管理水平等相比是否适应。

A.3.1.4 与其他相关方案水平相比的适用性

考察指南所规定的技术水平与该领域相关方案的主流或平均的研究水平、服务水平、技术水平、管理水平等相比是否适应。

A.3.2 协调配套性

A.3.2.1 与相关标准（指南）的内容协调配套性

指被评价的指南与相关标准或者相关的指南在内容上的相互关联、相互协调，能够配套使用。

A.3.2.2 与相关医疗资源的协调配套性

指被评价的指南在实施时与相关医疗资源（如场地、设备等）的协调配套程度。

A.3.3 结构和内容

A.3.3.1 指南适用范围的明确性

指南适用范围应明确表明指南适用的对象和所涉及的各个方面，由此指明指南或其特定部分的适用界限。必要时，可指出指南不适用的界限。

A.3.3.2 指南判定要点的准确性

指南的判定要点应对健康状态的主要判定依据和判定方法等做准确表述。

A.3.3.3 指南辅助检查的合理性

指南中涉及的辅助检查指标均有其检测的必要性及相应的有效可行的检测方法。

A.3.3.4 指南结构的完整性、合理性

从指南结构的合理性和内容完整性，或者便于医务人员使用指南等角度出发进行评价。

A.3.3.5 指南内容的完整性、合理性

重点考察指南技术内容上存在的问题。依照问题的严重程度，分为下列情况：

a）基本无存在问题，内容科学合理。

b）存在需要细微改动或补充的地方，这类问题可以通过指南修改通知单的形式进行修改。如：需要对指南中已达成一致的技术条款作适当的补充或修改，但不足以影响到指南的主要技术内容。

c）存在一些问题，如：指南的内容不够全面需要补充；随着医学的发展，指南的个别技术指标需要修订；指南中的技术指标没有量化；指南的技术内容过于繁琐。

d）存在严重问题，如：指南与法律法规或强制性标准相抵触。

A.3.3.6 指南内容的清晰易懂性

指南的内容表达清楚明晰，容易被大多数工作者理解。

A.3.3.7 指南的技术内容之间的相互配套性

指南各部分技术内容相互衔接和有机配套。指南内容有重复也可以判定为不协调，不配套。

A.3.3.8 指南的内容之间无互相矛盾

指南的内容之间（特别是健康状态判定与干预之间）未出现相互矛盾的现象。

A.3.3.9 指南的可扩展性

随着医疗卫生保健技术的发展，指南的技术指标需要修订。指南的可扩展性是指南在内容、结构上为未来不断发展变化的医疗卫生保健知识更新提供了可扩展的余地。

A.3.4 指南的作用

A.3.4.1 指南应用的简便性

主要考察指南方案的可操作性，是否方便可行。

A.3.4.2 指南对医疗卫生保健资源利用的合理性

指南的实施有助于合理利用现有的医疗卫生保健资源（如场地、设备、人才等）。

A.3.4.3 指南对医疗卫生保健管理规范和医疗卫生保健服务质量保障的重要性

指南能否进一步规范医疗卫生保健管理以及提高医疗卫生保健服务质量水平。

A.3.4.4 指南在提高医疗卫生保健技术水平方面的重要性

指南的技术内容是否有助于提高中医治未病的干预效果。

A.3.5 综合评价

A.3.5.1 指南在本地区医疗卫生保健服务实践中的适用性

综合考察指南是否适用于我国医疗卫生保健服务实践，对是否采用和如何采用指南提出具体的意见建议。

A.3.5.2 指南在本单位医疗卫生保健服务实践中的适用性

综合考察该指南是否适用于本单位医疗卫生保健服务实践，对是否采用和如何采用指南提出具体的意见建议。

版块一：技术水平适用性

1. 与我国医疗卫生保健水平相比的适用性

很好 | 4 | 3 | 2 | 1 | 很差

意见

2. 与本地区医疗卫生保健水平相比的适用性

很好 | 4 | 3 | 2 | 1 | 很差

意见

3. 与本单位医疗卫生保健水平相比的适用性

很好 | 4 | 3 | 2 | 1 | 很差

意见

4. 与其他相关方案水平相比的适用性

很好 | 4 | 3 | 2 | 1 | 很差

意见

版块二：协调配套性

5. 与相关标准（指南）内容的协调配套性

很好　| 4 | 3 | 2 | 1 |　很差

意见

6. 与相关医疗卫生保健资源的协调配套性

很好　| 4 | 3 | 2 | 1 |　很差

意见

版块三：结构和内容

7. 指南适用范围的明确性

很好　| 4 | 3 | 2 | 1 |　很差

意见

8. 指南判定要点的准确性

很好 | 4 | 3 | 2 | 1 | 很差

意见

9. 指南辅助检查的合理性

很好 | 4 | 3 | 2 | 1 | 很差

意见

10. 指南结构的完整性、合理性

很好 | 4 | 3 | 2 | 1 | 很差

意见

11. 指南内容的完整性、合理性

很好 | 4 | 3 | 2 | 1 | 很差

意见

12. 指南内容的清晰易懂性

很好 | 4 | 3 | 2 | 1 | 很差

意见

13. 指南技术内容之间的相互配套性

很好 | 4 | 3 | 2 | 1 | 很差

意见

14. 指南的内容之间无互相矛盾

很好 | 4 | 3 | 2 | 1 | 很差

意见

15. 指南内容之间无互相矛盾

很好 | 4 | 3 | 2 | 1 | 很差

意见

16. 指南的可扩展性

很好 | 4 | 3 | 2 | 1 | 很差

意见

版块四：指南的作用

17. 指南应用的简便性

很好 | 4 | 3 | 2 | 1 | 很差

意见

18. 指南对医疗卫生保健资源利用的合理性

很好 | 4 | 3 | 2 | 1 | 很差

意见

19. 指南对医疗卫生保健管理规范和医疗卫生保健服务质量保障的重要性

很好 | 4 | 3 | 2 | 1 | 很差

意见

20. 指南在提高医疗卫生保健技术水平方面的重要性

很好 | 4 | 3 | 2 | 1 | 很差

意见

版块五：综合评价

21. 指南在本地区医疗卫生保健服务实践中的适用性

很好 | 4 | 3 | 2 | 1 | 很差

意见

22. 该指南在本单位医疗卫生保健服务实践中的适用性

很好 | 4 | 3 | 2 | 1 | 很差

意见

附录 B

（资料性附录）

合规性评价记录表

评价时间	年 月 日 — 年 月 日		评价人员	
评价对象				
评价内容				
序号	法律法规及相关要求名称	时效性评价	要求及规定	合规性评价	备注
		□有效 □废止 □其他（_____）		□符合要求 □不符合要求： （_____）	
		□有效 □废止 □其他（_____）		□符合要求 □不符合要求： （_____）	
				□符合要求 □不符合要求： （_____）	
				□符合要求 □不符合要求： （_____）	

注1：评价对象应明确具体评价的指南和内容

注2：评价内容应明确评价涉及的范围与内容。例：1.法律法规；2.强制性标准；3.部门规章等

注3：法律法规及相关要求名称为相关的资料名称，应逐一列出。例：中华人民共和国中医药条例

注4：时效性评价是对相关资料是否现行有效或已废止的判断，应在相应"□"中打"√"，如有特殊情况应勾选"其他"，并在括号中进行说明

注5：要求及规定是相关资料中涉及评价对象内容的具体条款，应逐条摘录列出

注6：合规性评价应对评价对象是否符合要求与规定进行评价，如评价结果为"不符合要求"，应在括号中进行说明